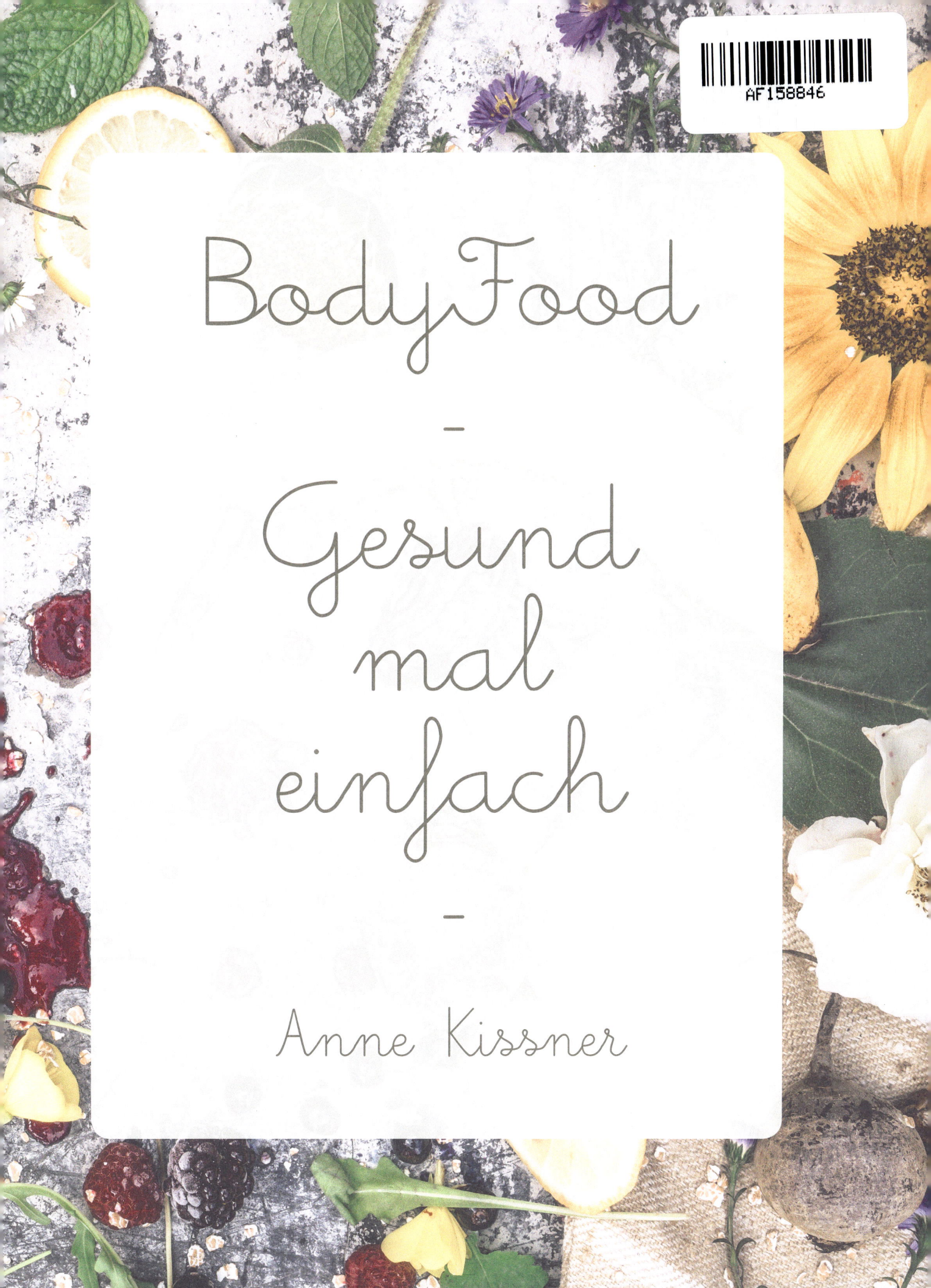
BodyFood

Gesund mal einfach

Anne Kissner

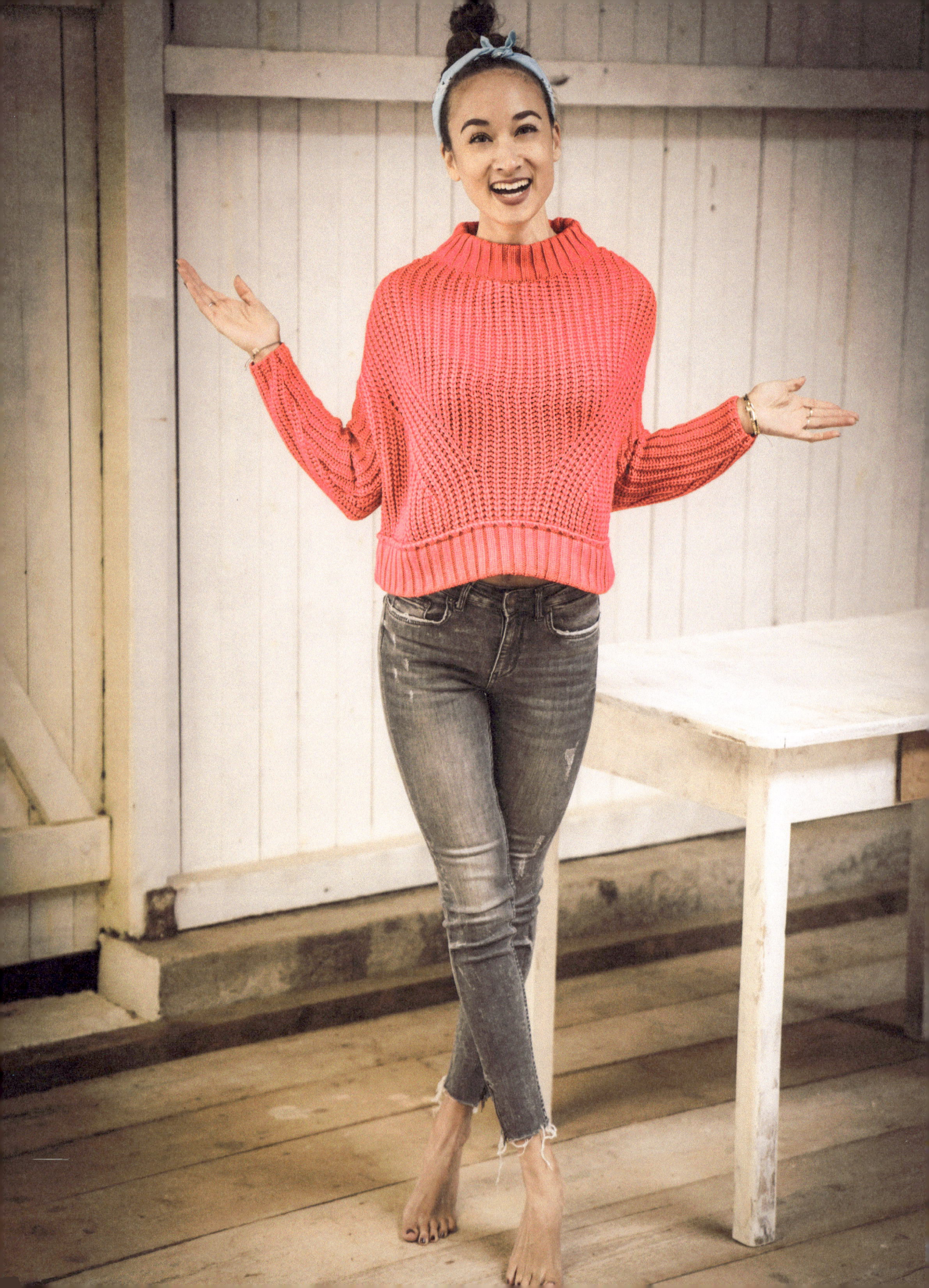

Liebe Leserin, lieber Leser,

Fitnesskochbücher sind oft zu extrem, schreiben einem eine ganz spezielle Ernährungsform vor, „Low Fat", „High Carb", „Paleo", „ketogen" etc. Das sind Ernährungsweisen, die klappen können, wenn es ums Abnehmen, Fitterwerden oder Muskelaufbau geht. Müssen sie aber nicht. Keine aufgezwungene Ernährungsweise kann funktionieren, wenn sie nicht zu dir und deinem Leben passt. Wenn dein Alltag dir etwas anderes vorgibt. Und seien wir doch mal ehrlich, wer isst gerne jeden zweiten Tag Brokkoli mit Reis und etwas Hähnchenbrust? Wer streicht gerne Kartoffeln, Brötchen und Nudeln gänzlich aus seinem Speiseplan? Da kann der Traum vom gesunden Leben schnell zum Albtraum werden.

Und da kommen wir zu mir und dem Grund, aus dem ich dieses Buch geschrieben habe. Ich bin eigentlich studierte Juristin, habe von Berufs wegen bis vor ca. 4 Jahren überhaupt nichts mit Fitness und gesundem Essen zu tun gehabt. Ich habe zu dieser Zeit allerdings merken müssen, dass 10-12 Stunden am Schreibtisch zu sitzen einfach nicht die richtige Lösung für ein ausgewogenes Leben ist. Zudem musste ich aufgrund der immer enger werdenden Jeans feststellen, dass das jugendliche Dünnsein nicht ewig währt, und der Lebensstil von „zwischendurch-schnell-mal-etwas-beim-Imbiss-holen" keine Zukunftsperspektive hat.

So bin ich Anfang 2014 zu Youtube gekommen, habe viele Bücher gelesen, mir Wissen angeeignet und Unmengen an Rezepten ausprobiert, nachgekocht, ausgedacht und erneut verworfen. Gemeinsam mit meinem Mann habe ich schließlich 2014 den Youtubekanal BodyKiss gegründet. Fest entschlossen, Menschen zu zeigen, dass fit und gesund zu sein absolut nichts mit Nahrungsergänzungsmitteln und aufwendigen Trainingsplänen zu tun hat.

Fast vier Jahre später ist aus der einstigen Idee nicht nur eine Fitnessbloggerin, sondern vor allem auch eine begeisterte Köchin geworden. Mit viel Schweiß, unzähligen Workouts auf BodyKiss und Rezepten auf BodyFood haben wir Fitness und gesundes Kochen in das Zuhause tausender Zuschauer gebracht. Dabei wuchs immer mehr der Wunsch, aus den ganzen Kochideen ein Kochbuch zu schreiben. Etwas, worin man blättern kann, ein Buch für Ideen, Inspirationen und viel Wissen rund ums Thema gesundes Essen. Eine Anleitung für Anfänger und ein Nachschlagewerk für Kenner.

Alles mit dem Ziel: "Gesund mal einfach".

Mein Geschenk für dich

Mit diesem Kochbuch hältst du etwas ganz Besonderes in den Händen.

Es wird dir nicht nur ein treuer Begleiter dabei sein, dich mit geringem Aufwand gesund und zugleich köstlich zu ernähren – eben „gesund mal einfach". Oder dich dazu inspirieren, Rezepte abzuwandeln und deine eigenen Variationen zu entwickeln.

Nein, dieses Kochbuch hat für mich noch eine weitere, besondere Bedeutung: Es ist das erste Mal, dass ich mit einem eigenen Kochbuch den Schritt in die „gedruckte" Öffentlichkeit wage – sozusagen ein Schritt für die Ewigkeit, denn ein gedrucktes Buch ist immer noch etwas Besonderes in der heutigen Welt. Und dass du jetzt gerade dieses Buch in der Hand hältst, beweist dein Vertrauen in die Arbeit und das Herzblut, die mein Mann und ich in dieses Kochbuch investiert haben. Dein Vertrauen und Zuspruch sind mein Antrieb dazu, mir immer neue, schöne und hilfreiche Dinge auszudenken.

Um mich dafür bei dir zu bedanken, habe ich mir eine kleine Überraschung für dich ausgedacht: Da du dieses Kochbuch gekauft hast, kannst du die hierin enthaltenen Wissensabschnitte als Videos und Hörbücher abrufen – und darüber hinaus bekommst du fünf weitere Rezepte geschenkt, die ich dir direkt per E-Mail zusenden werde. Außerdem bekommst du einen Couponcode, mit dem du zu einem Vorzugspreis die Rezepte aus diesem Kochbuch im Rezepterechner meines Fitnessprogramm BodyShape freischalten kannst.

Geh einfach auf die folgende Internetseite, um dein Geschenk abzurufen. Alternativ kannst du auch einfach den QR-Code mit deinem Smartphone einlesen.

www.bodyfood-buch.de/gesundmaleinfach

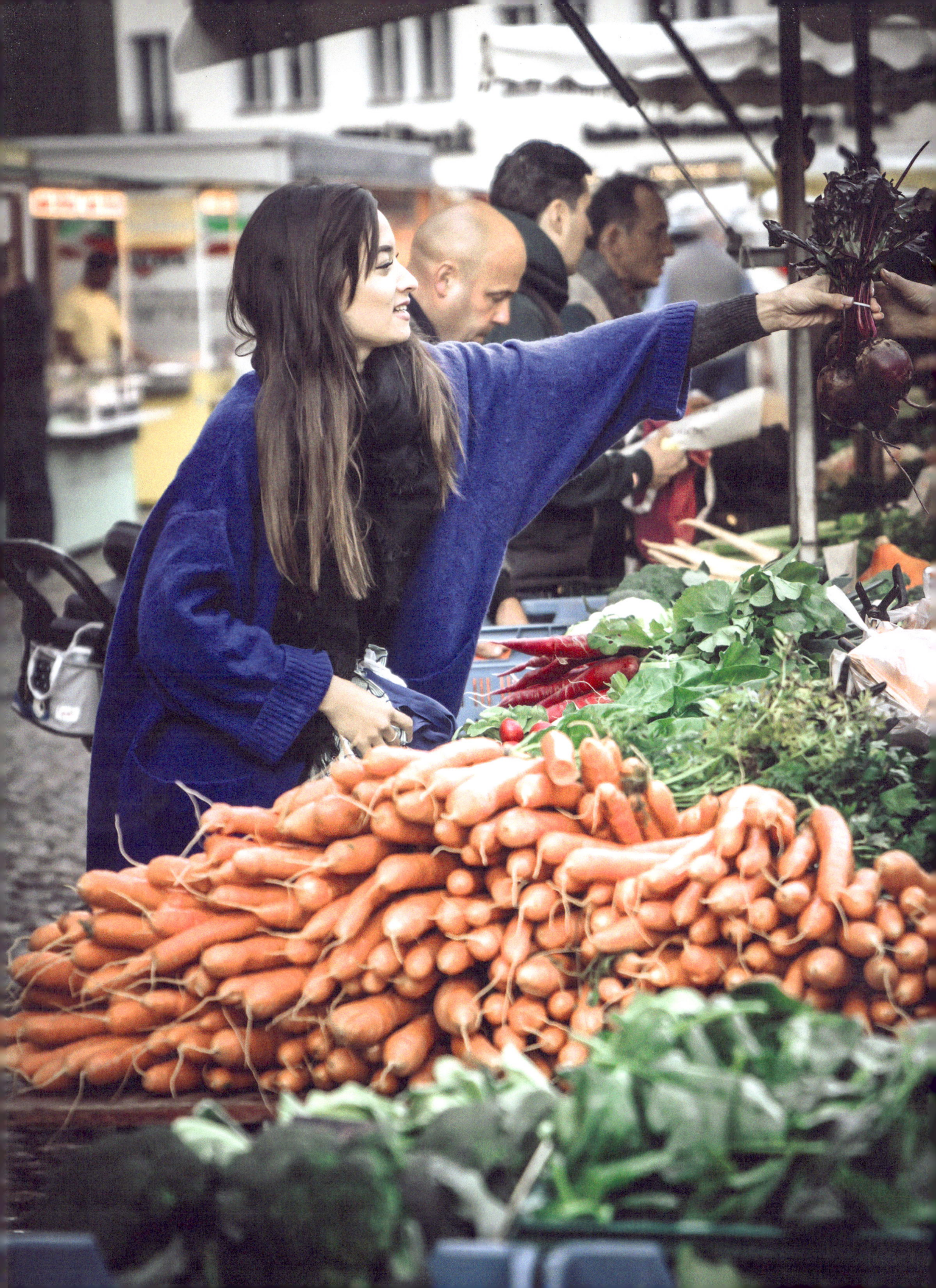

Was gibt's denn Feines?

....

- Muntermacher 10-25
- Schnelle Sattmacher 26-43
- Krafttrunk 44-53
- Gaumenschmaus 54-81
- Grünzeug 82-95
- Backstube 96-109
- Flüssiges Gold 110-119
- Leckereien 120-133
- Notizen 134-145

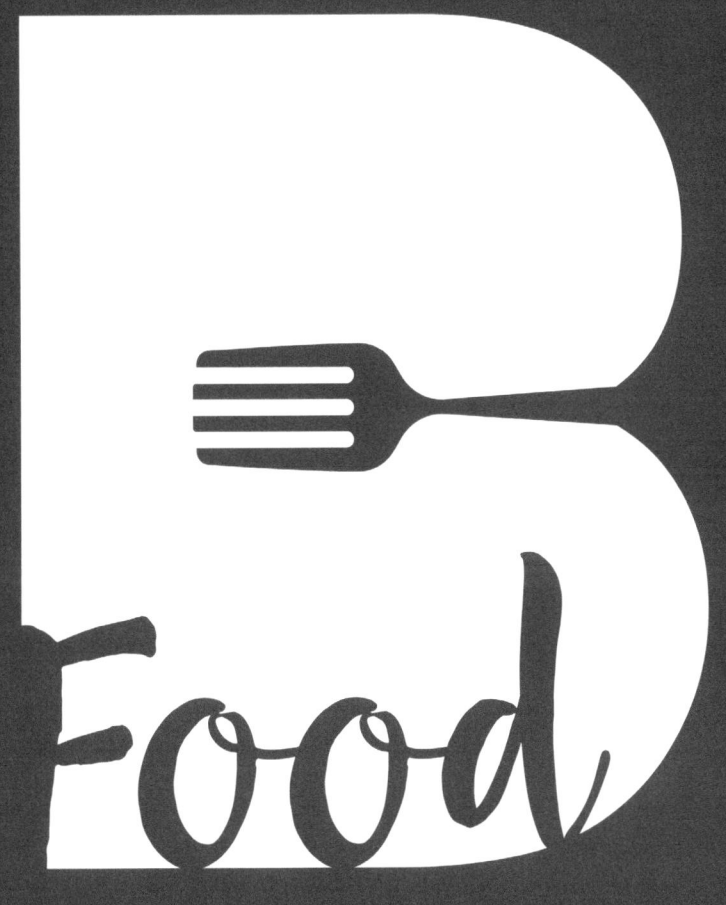

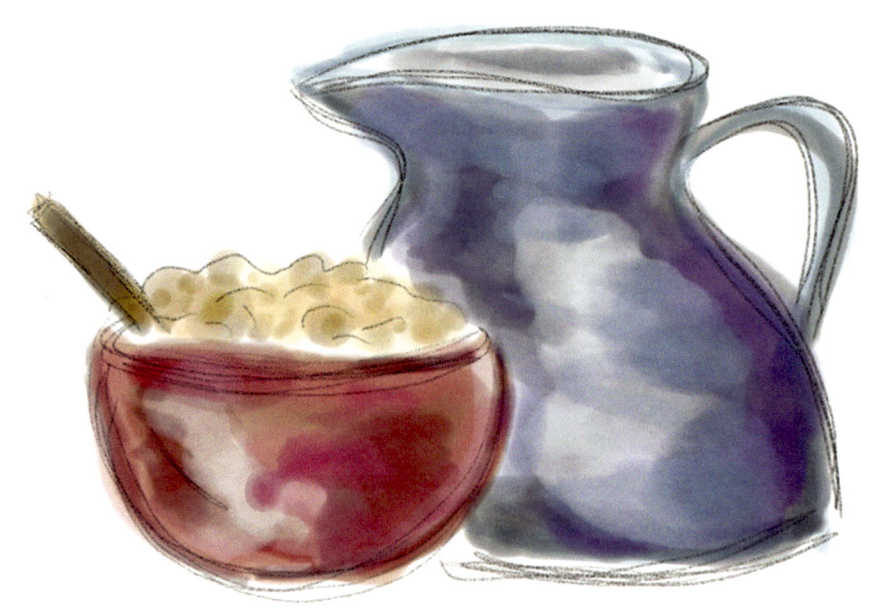

Muntermacher

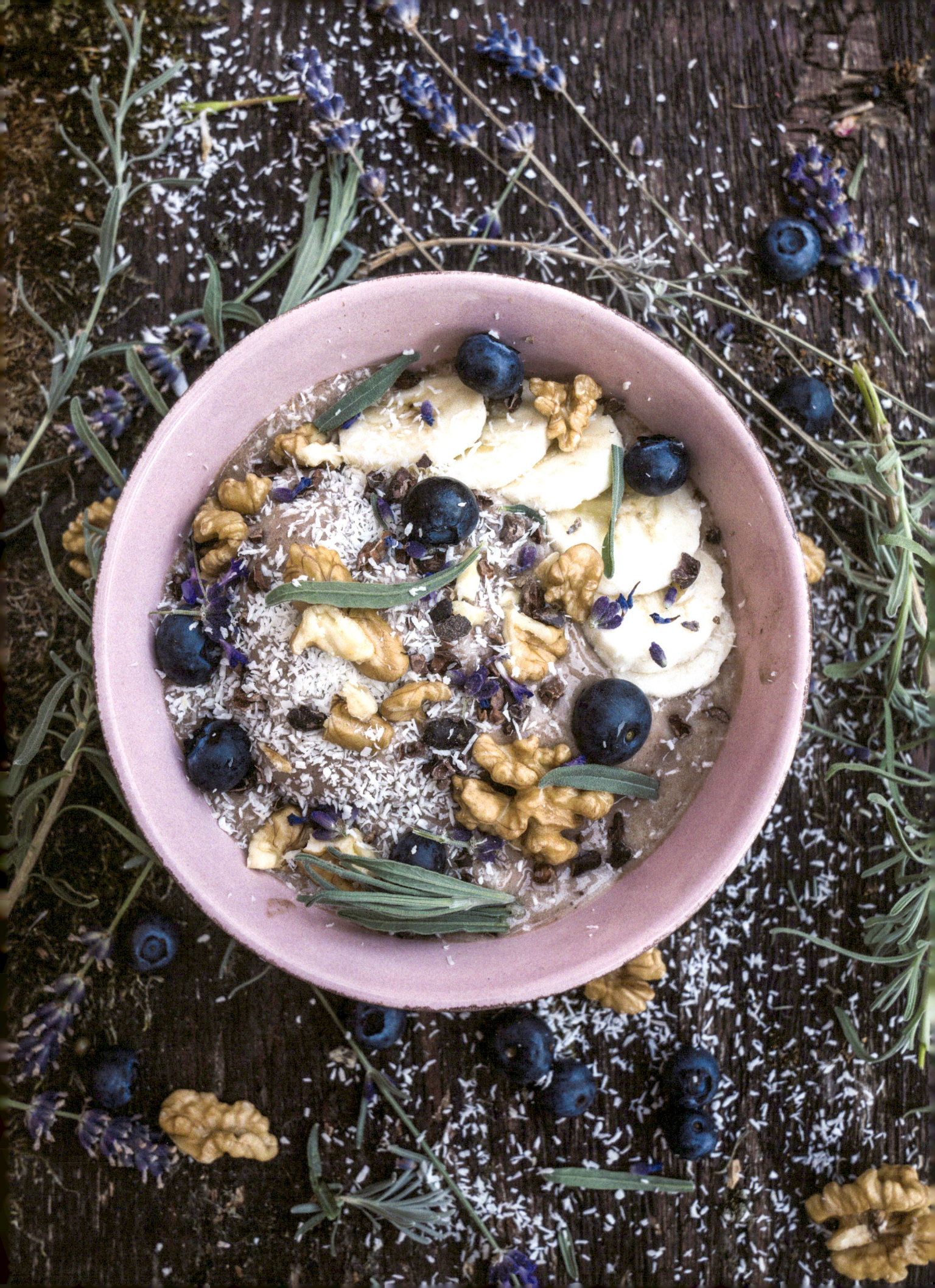

SCHOKO-SMOOTHIEBOWL

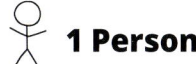 **1 Person**   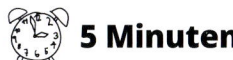 **5 Minuten**   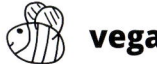 **vegan**

Zutaten:
1 - 1 1/2 große, gefrorene Bananen
50 ml Haferdrink
1 TL Backkakao
1/2 Banane
10 g Walnüsse
15 g Heidelbeeren
1 TL Kokosflocken
1 TL Kakaonibs

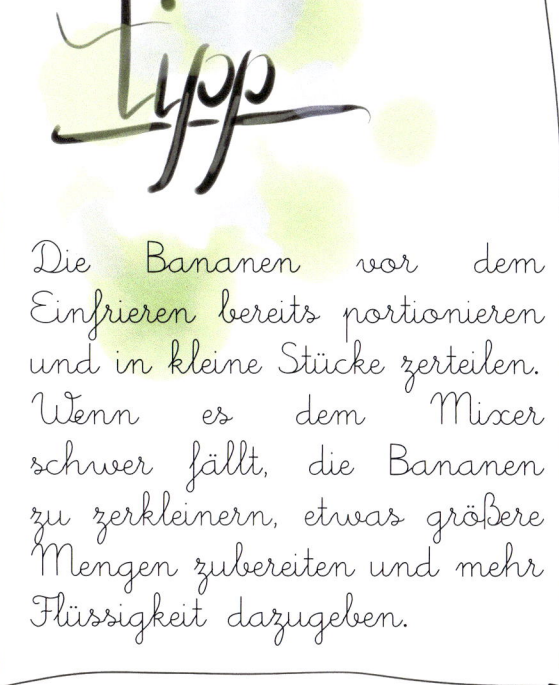

Tipp

Die Bananen vor dem Einfrieren bereits portionieren und in kleine Stücke zerteilen. Wenn es dem Mixer schwer fällt, die Bananen zu zerkleinern, etwas größere Mengen zubereiten und mehr Flüssigkeit dazugeben.

Die gefrorenen Bananen, den Haferdrink und den Kakao in einen Hochleistungsmixer geben und mittels Stößel zu einer cremigen Masse pürieren.

Die cremige Masse in eine Schale geben und anschließend eine halbe Banane in Scheiben schneiden. Diese neben den restlichen Zutaten dekorativ über die Smoothiemasse legen.

Kalorien pro Portion: 379 Kcal - Kohlenhydrate: 51 g - Fett: 13 g - Eiweiß: 7 g

NUSS-SMOOTHIEBOWL

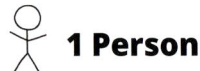 **1 Person**   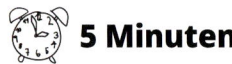 **5 Minuten**   **vegan**

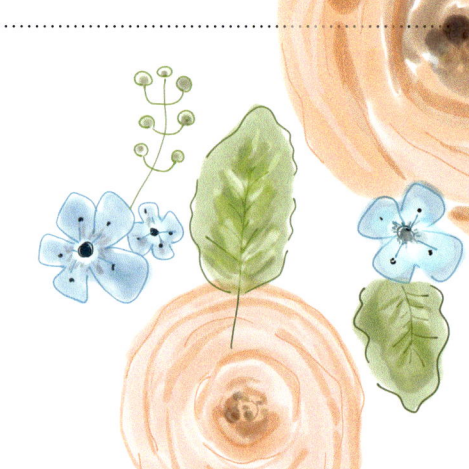

Zutaten:
1 - 1 1/2 große gefrorene Bananen
50 ml Haferdrink
15 g Mandelmehl entölt
(alternativ Mandelmus)
20 g gefrorene Waldbeeren
10 g Kürbiskerne
20 g grobe Haferflocken

Die gefrorenen Bananen, den Haferdrink und das Mandelmehl in einen Hochleistungsmixer geben und mittels Stößel zu einer cremigen Masse pürieren.

Die Smoothiemasse in eine Schale geben und anschließend die restlichen Zutaten zur Dekoration auf der Bowl platzieren.

Kalorien pro Portion: 343 Kcal - Kohlenhydrate: 49 g - Fett: 8 g - Eiweiß: 14 g

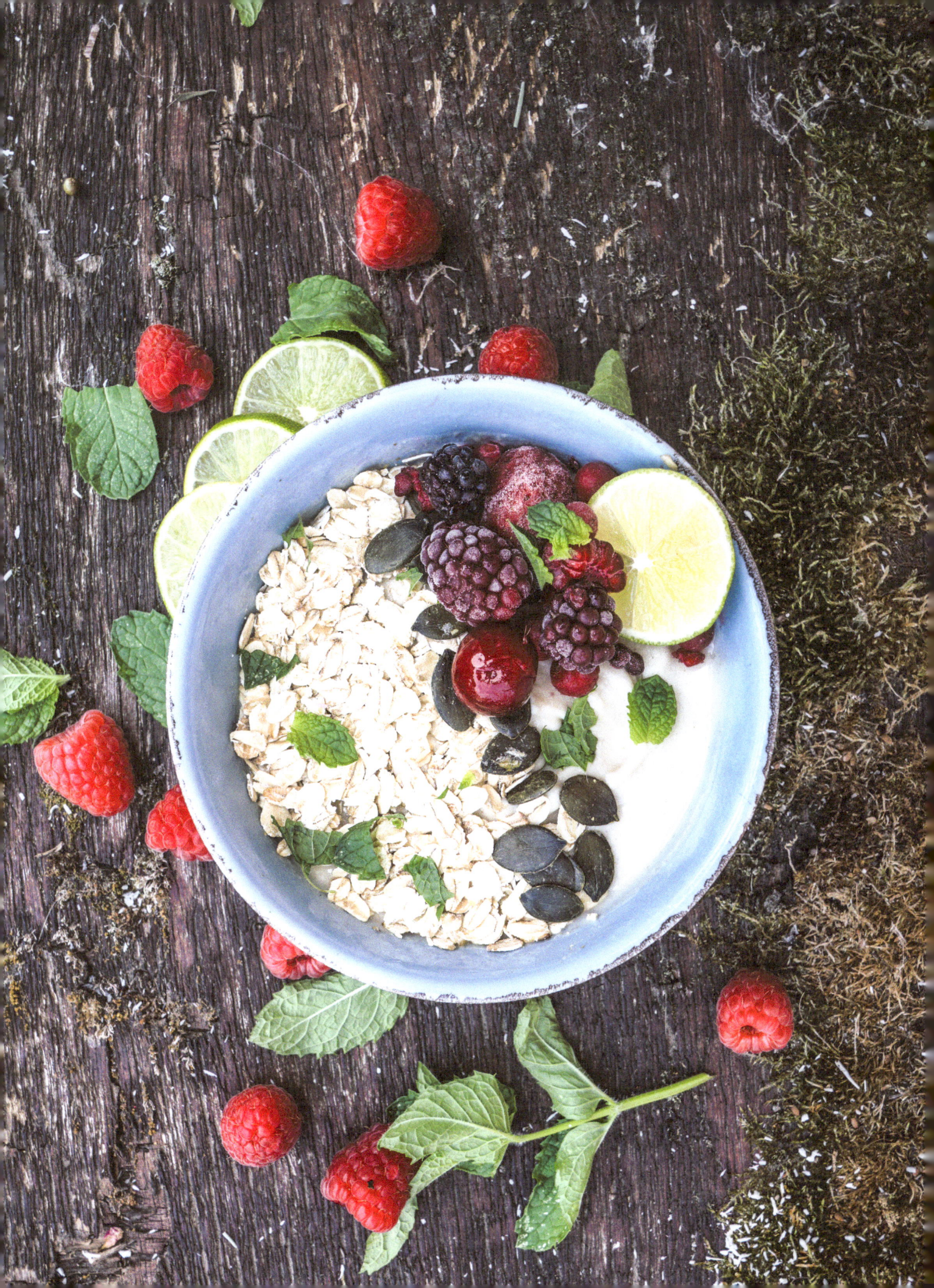

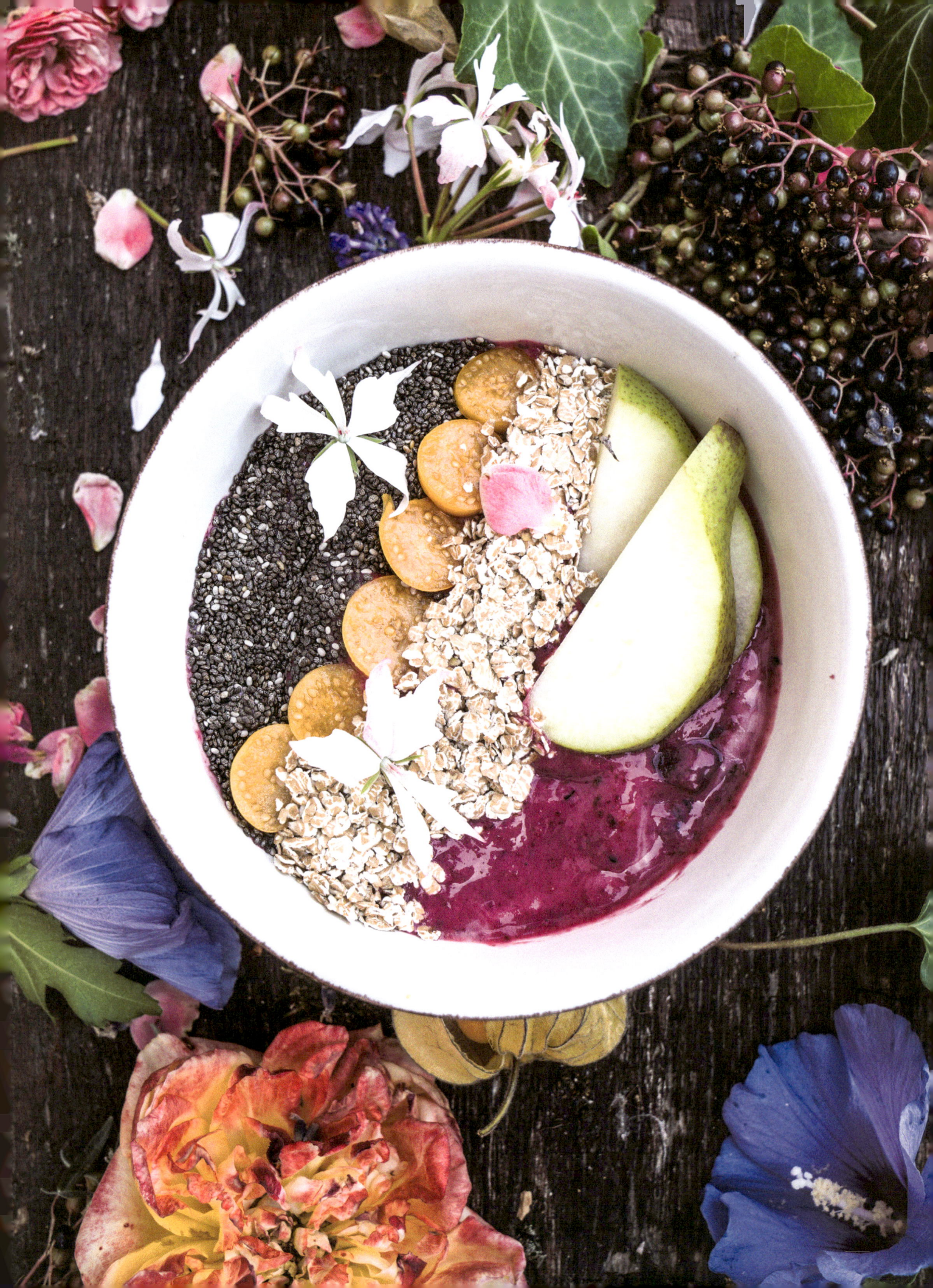

BEEREN-SMOOTHIEBOWL

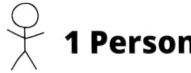 **1 Person**   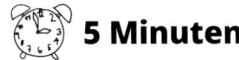 **5 Minuten**   **vegan**

Zutaten:
1 - 1 1/2 große, gefrorene Bananen
50 ml Haferdrink
25 g frische Rote Beete
15 g gefrorene Waldbeeren
1 TL Chia-Samen
20 g Dinkelflocken
1/2 Birne
15 g Physalis

Die gefrorenen Bananen, den Haferdrink, die Rote Beete und die Waldbeeren in einen Hochleistungsmixer geben und mittels Stößel zu einer cremigen Masse pürieren.

Die cremige Masse in eine passende Schale geben und zur Dekoration die restlichen klein geschnittenen Zutaten darauf verteilen.

Kalorien pro Portion: 315 Kcal - Kohlenhydrate: 61 g - Fett: 2 g - Eiweiß: 8 g

BIRCHER MÜSLI

 1 Person   **5 Minuten**   **vegan**

Zutaten:
60 g feine Haferflocken
1 Apfel
1 mittelgroße Karotte
250 ml Mandelmilch
1 EL Kokosblütenzucker
15 g Walnusskerne zerkleinert
1/2 TL Zimt
(nach Belieben)

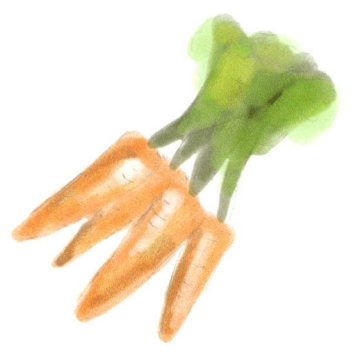

Den Apfel und die Karotte mit einer Reibe klein raspeln.

Anschließend werden alle Zutaten in einer Schüssel vermengt.

Am besten in einem geschlossenen Gefäß über Nacht in den Kühlschrank geben.

Kalorien pro Portion: 479 Kcal - Kohlenhydrate: 62 g - Fett: 17 g - Eiweiß: 12 g

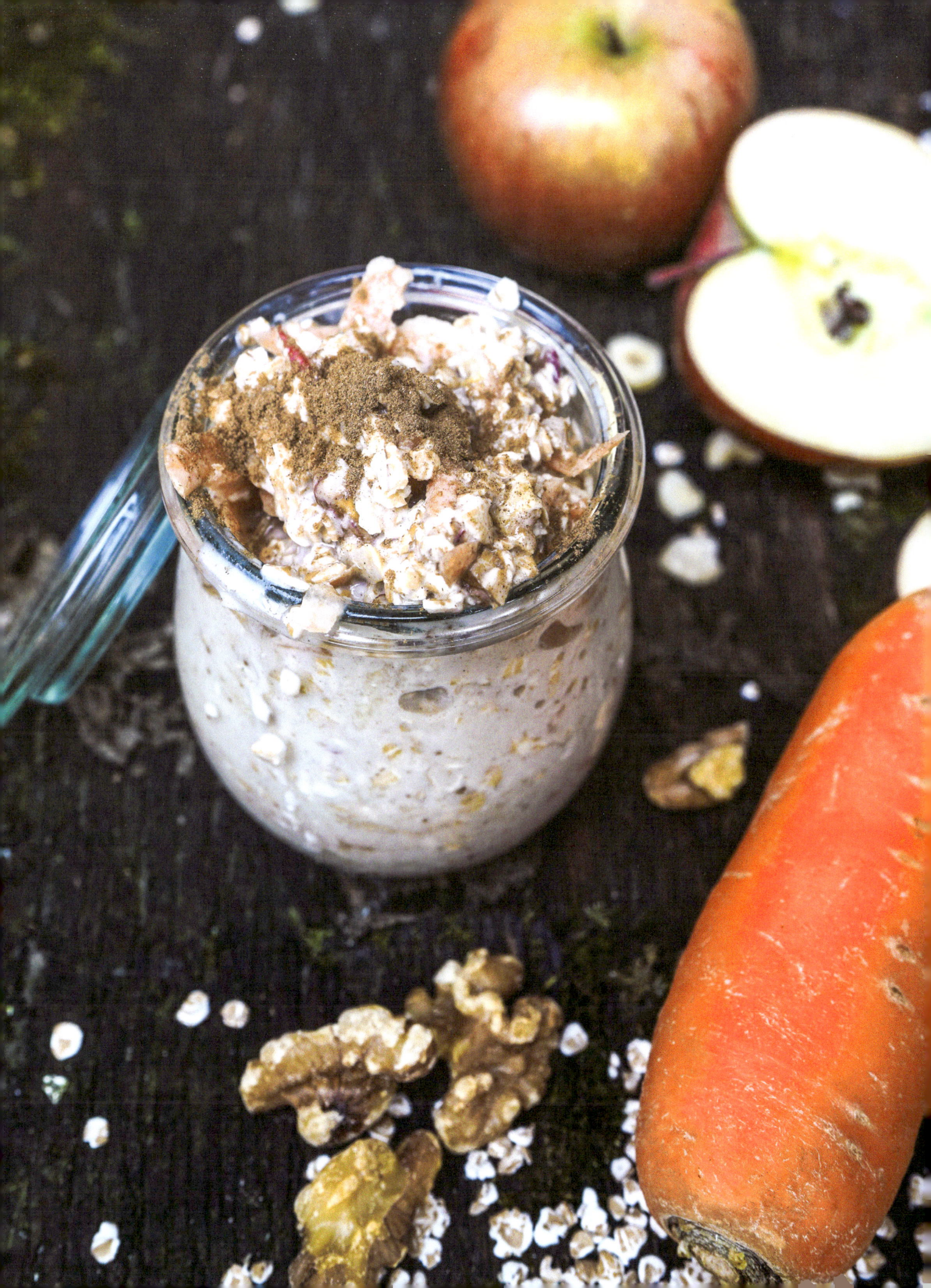

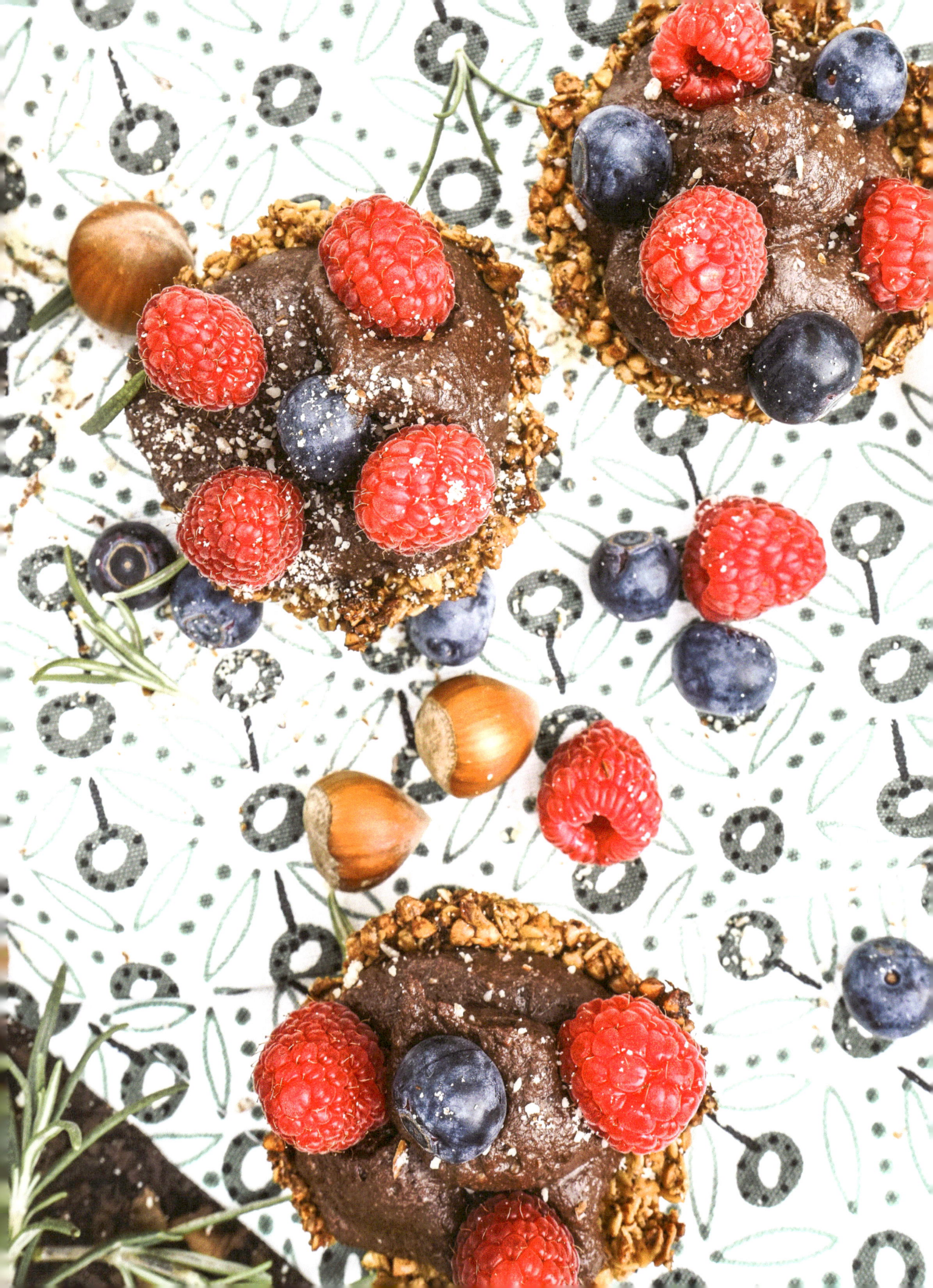

KNUSPER SCHALE

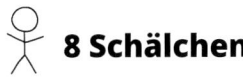 8 Schälchen   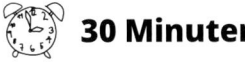 30 Minuten   vegan

Zutaten:
Für den Teig:
100 g Buchweizen
100 g kernige Haferflocken
3 EL Ahornsirup
35 g natives Kokosöl
Prise Bourbonvanille
Prise Salz

Für die Füllung:
250 g Seidentofu
4 EL Backkakao

4 EL Ahornsirup
Prise Salz
Prise Bourbonvanille
20 g entöltes Haselnussmehl
(alternativ gemahlene Haselnüsse)

Garnierung:
50 g Himbeeren
50 g Heidelbeeren

Den Buchweizen gemeinsam mit den Haferflocken und etwas Salz in eine Küchenmaschine geben und zerkleinern.

Anschließend den Ahornsirup, das zerlassene Kokosöl und die Bourbonvanille dazugeben und erneut umrühren.

Den Teig auf acht Muffinförmchen verteilen (pro Schälchen ca. 1,5 EL). Es sollte eine kleine Mulde in der Mitte geformt werden. Den Teig fest andrücken und eine kleine Erhöhung am Förmchenrand bilden.

Die Förmchen für ca. 15-20 Minuten bei 175 Grad Umluft in den vorgeheizten Backofen geben.

Die Zutaten für die Füllung in einen Mixer geben und zu einer homogenen Masse vermischen.

Die Förmchen aus dem Backofen holen und für eine halbe Stunde abkühlen lassen. Währenddessen die Füllung in den Kühlschrank geben.

Kurz vor dem Servieren den Teigboden von der Form trennen, mit der Creme befüllen und mit den Beeren verzieren.

Kalorien pro Schälchen: 206 Kcal - Kohlenhydrate: 23 g - Fett: 7 g - Eiweiß: 7 g

GRIEßTÖRTCHEN

 5 Törtchen 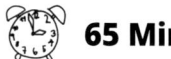 65 Minuten   vegetarisch

Zutaten:

Für die Törtchen:
100 g Weichweizengrieß
500 ml fettarme Milch
250 g Magerquark
60 g Erythrit
3 Eier
1 TL Zimt
Prise Salz

Für die Soße:
120 g gefrorene Waldbeeren
70 ml Wasser
1 EL Speisestärke
Prise Bourbonvanille
Etwas Minze

Die Milch aufkochen und den Grieß dazugeben. Gut mit einem Schneebesen verrühren und vom Herd nehmen. Anschließend für ca. 10 Minuten quellen lassen.

Währenddessen können die 3 Eigelbe mit dem Magerquark, dem Erythrit, dem Zimt und einer Prise Salz in einer Schüssel verrührt werden.

Das Eiklar wird separat zu Eischnee aufgeschlagen.

Nun die Eigelbmasse unter den fertigen Grieß mischen und zu einer cremigen Masse verrühren. Abschließend den Eischnee vorsichtig unterheben.

Die fertige Törtchenmasse in kleine Förmchen abfüllen (bei Förmchen mit einem Durchmesser von ca. 7 cm können 5 Förmchen befüllt werden).

Die Förmchen kommen bei 175 Grad Ober-/Unterhitze für 50 Minuten in den Backofen.

Nachdem die Förmchen im Backofen verstaut sind, können die Waldbeeren mit dem Wasser in einem Topf zum Kochen gebracht werden und für ca. 5 Minuten bei mittlerer Hitze köcheln.

Anschließend wird die Speisestärke mit einem Schneebesen in die Flüssigkeit eingerührt und mit der Bourbonvanille verfeinert.

Auf mittlerer Hitze weiter köcheln lassen, bis es eine dickflüssige Masse ergibt.

Die Förmchen aus dem Ofen holen, abkühlen lassen und vor dem Servieren mit der Beerensoße übergießen. Nach Belieben mit Minze garnieren.

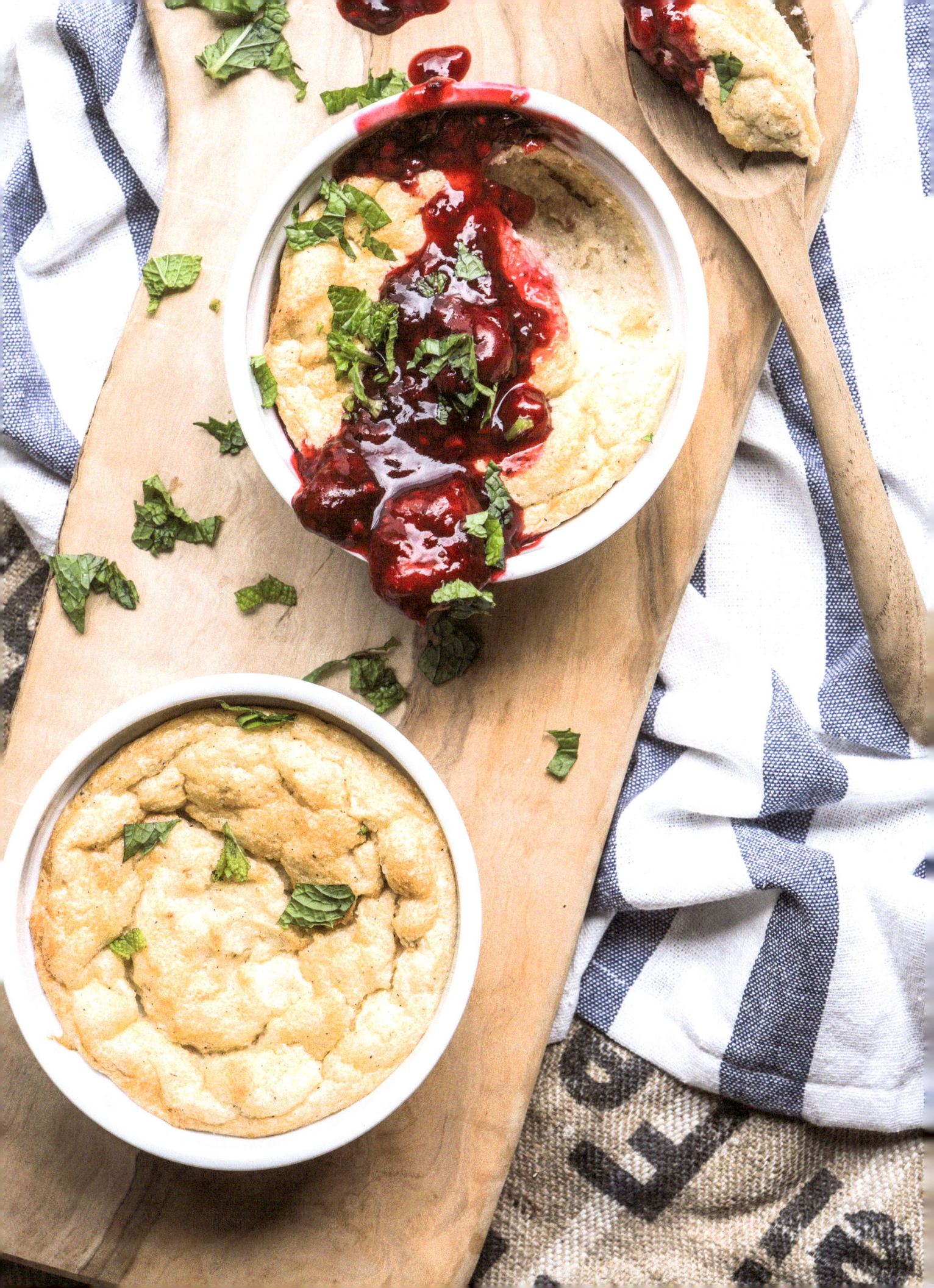

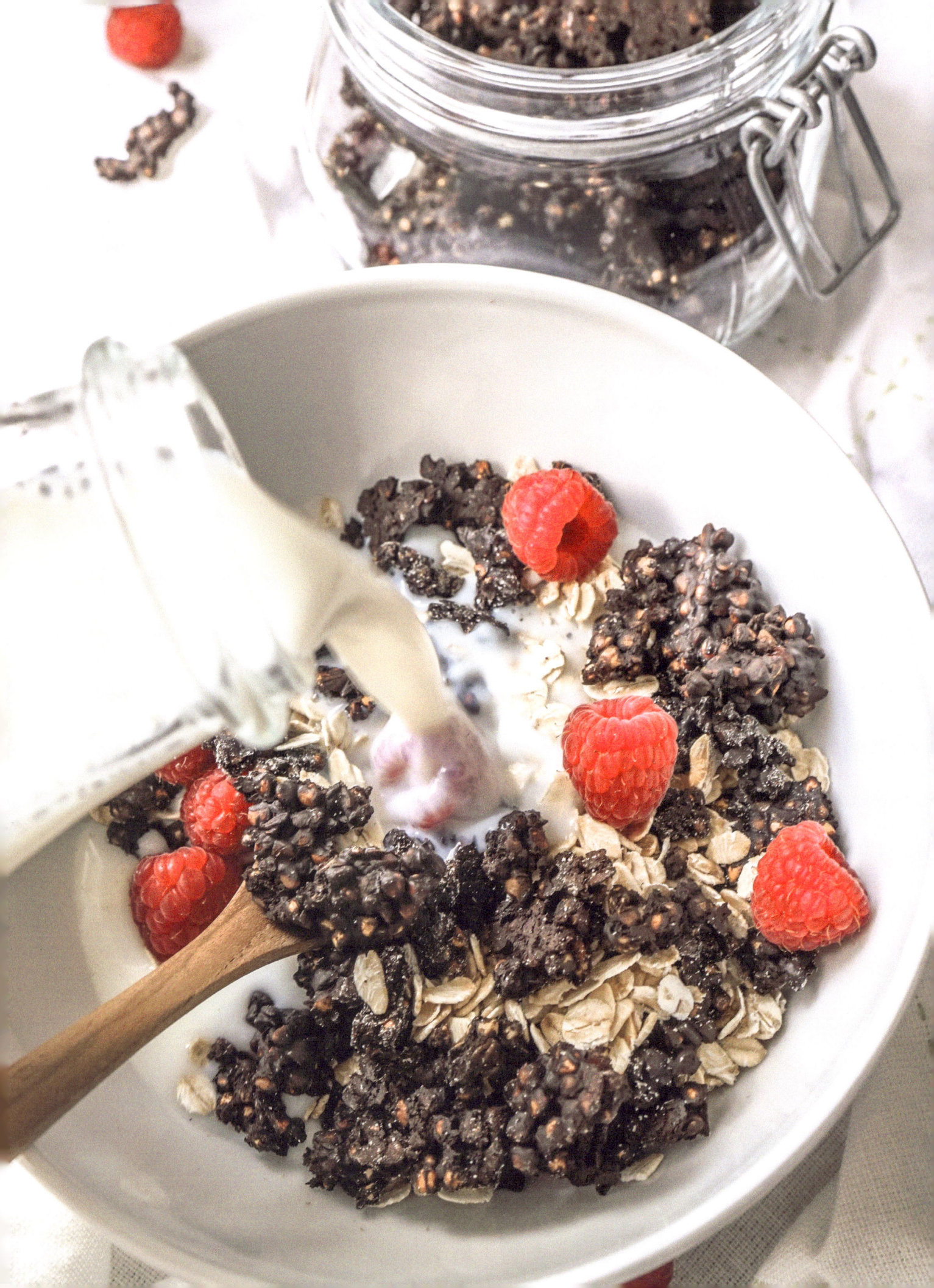

SCHOKO-KNUSPERMÜSLI

 8 Personen　　 **40 Minuten**　　 **vegan**

Zutaten:
200 g Buchweizen
35 g Backkakao
50 g Honig/Ahornsirup
20 g natives Kokosöl
20 g geschrotete Leinsamen
1/2 TL Bourbonvanille

Den Buchweizen über Nacht in ausreichend Wasser quellen lassen.

Den eingeweichten Buchweizen dann in einem Sieb gut abwaschen und mit den restlichen Zutaten vermengen.

10 Minuten ruhen lassen und abschließend für 25-30 Minuten im Backofen bei 175 Grad Ober-/Unterhitze backen.

Gut auskühlen lassen und abschließend mit der Hand in gewünschte Stücke brechen.

Serviervorschlag:
30 g des Knuspermüslis
30 g kernige Haferflocken
30 g Himbeeren
150 ml Mandelmilch

Kalorien pro Schale: 155 Kcal - Kohlenhydrate: 23 g - Fett: 4 g - Eiweiß: 4 g

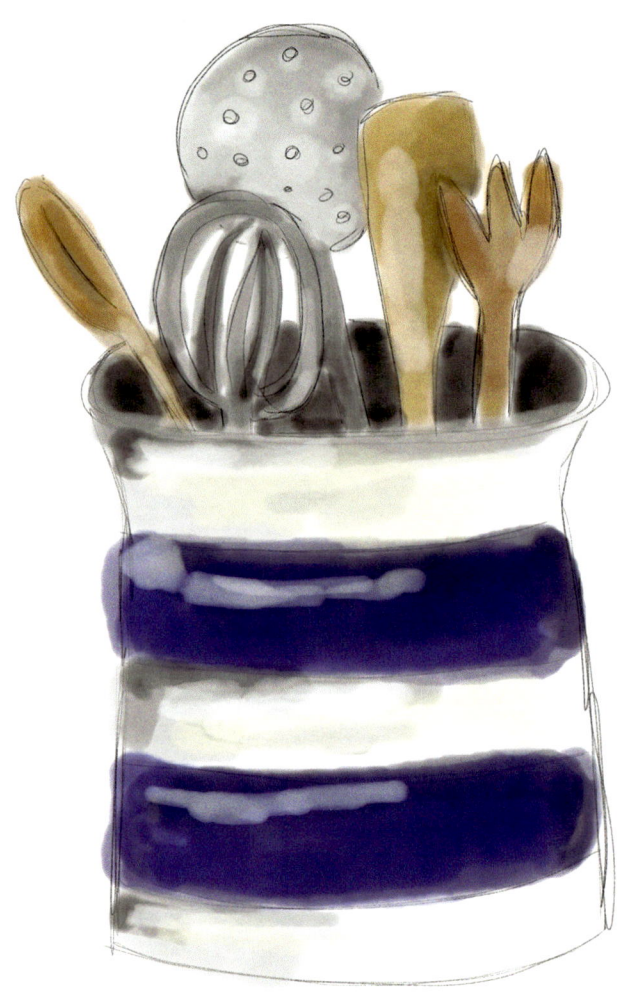

schnelle
Satt-
macher

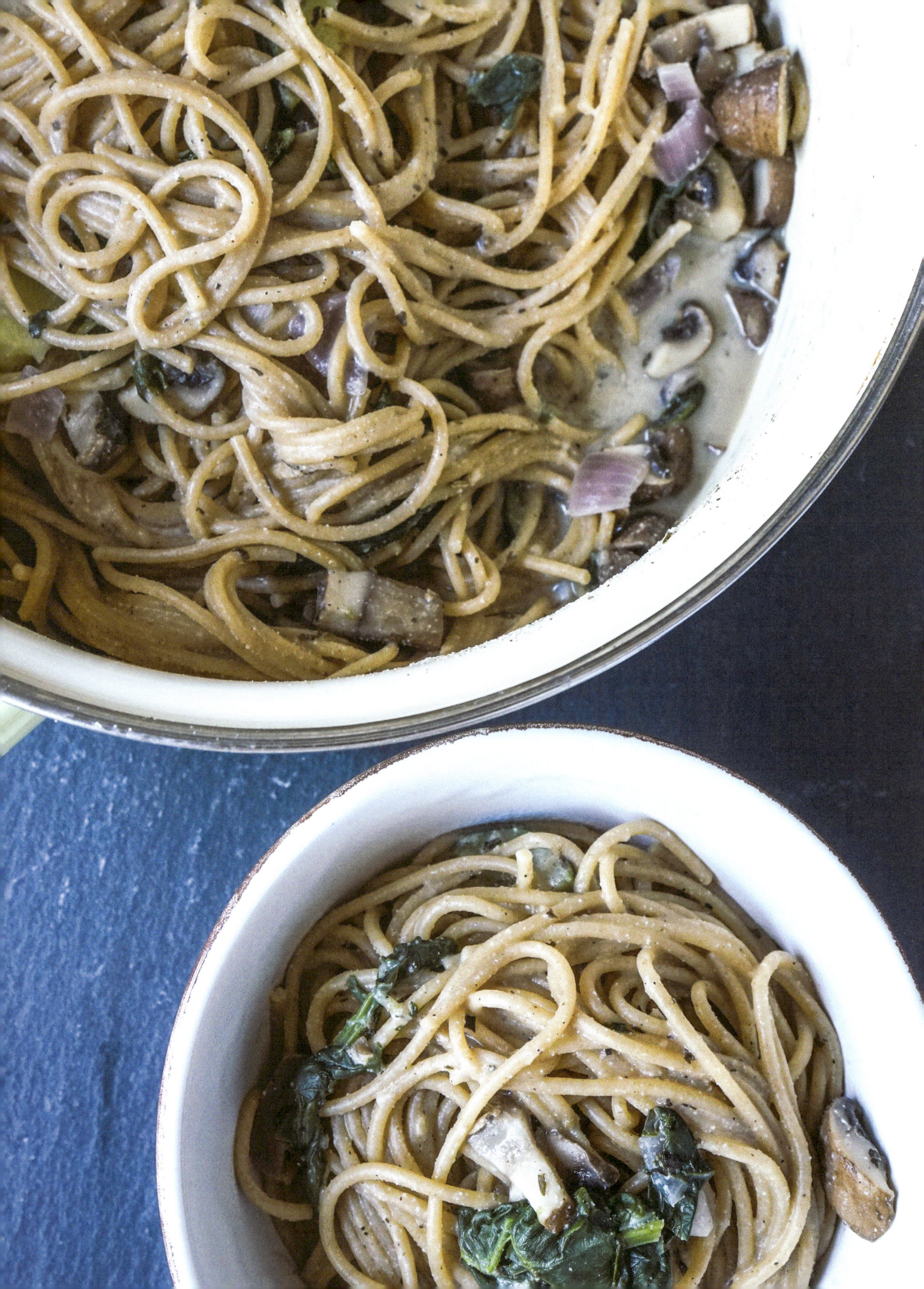

PILZ-SPINAT-ONE POT

 3 Personen   25 Minuten   vegan

Zutaten:

350 g Vollkornspaghetti
1 l Wasser
150 g Champignons
100 g Zucchini
80 g frischer Spinat
1 Zwiebel
2 Knoblauchzehen
1 EL Olivenöl

30 g Mandelmehl entölt (alternativ je 1/2 TL Mandelmus und 1/2 TL Vollkornmehl)
15 g Hefeflocken
Salz & Pfeffer
Etwas Thymian

Den Knoblauch und die Zwiebel klein schneiden und das Gemüse in mundgerechte Stücke zerteilen.

Anschließend alle Zutaten in einen Topf geben und zum Kochen bringen.

Danach für ca. 15 Minuten auf mittlerer Hitze bei regelmäßigem Umrühren köcheln lassen.

Kalorien pro Portion: 499 Kcal - Kohlenhydrate: 77 g - Fett: 7 g - Eiweiß: 24 g

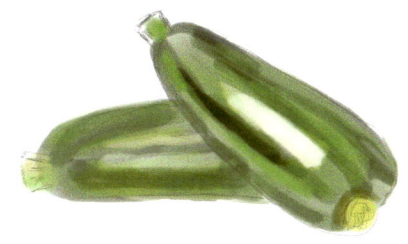

GEBRATENER REIS

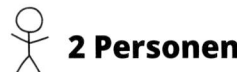 2 Personen   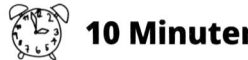 10 Minuten   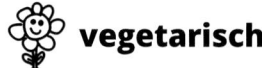 vegetarisch

Zutaten:
- 350 g gekochter Jasminreis (120 g Jasminreis ungekocht)
- 75 g Mais (Dose)
- 75 g Erbsen gefroren
- 120 g Karotte
- 1 Schalotte (alternativ 1 Zwiebel)
- 3 Eier
- 30 g Frühlingszwiebel
- 1 Knoblauchzehe
- 1 fingerdickes Stück Ingwer
- 3 EL Sojasoße
- 1 TL Butter
- 1 TL Sesamöl

Die Knoblauchzehe und die frische Ingwerwurzel so gut es geht zerkleinern.

Die Karotten und die Schalotte schälen und in kleine Würfel schneiden.

So auch das Grün der Frühlingszwiebeln in dünne Ringe verarbeiten.

Die Eier verquirlen und in einer beschichteten Pfanne zu Rührei anbraten und zunächst beiseite stellen.

Butter in eine neue Pfanne geben und den klein geschnittenen Knoblauch gemeinsam mit dem Ingwer und der Schalotte scharf anbraten.

Anschließend die Karotten, die gefrorenen Erbsen und den abgetropften Mais dazugeben und weiter braten.

Sobald der Sud aus dem Gemüse tritt, kann der vorgekochte Reis dazugegeben werden.

Wenn der Reis leichte Röstaromen bekommt, ist er fast fertig.

Es müssen nun nur noch das Rührei, die Sojasoße, das Sesamöl und die Frühlingszwiebeln für den krönenden Abschluss untergemischt werden.

Kalorien pro Portion: 625 Kcal - Kohlenhydrate: 94 g - Fett: 14 g - Eiweiß: 24 g

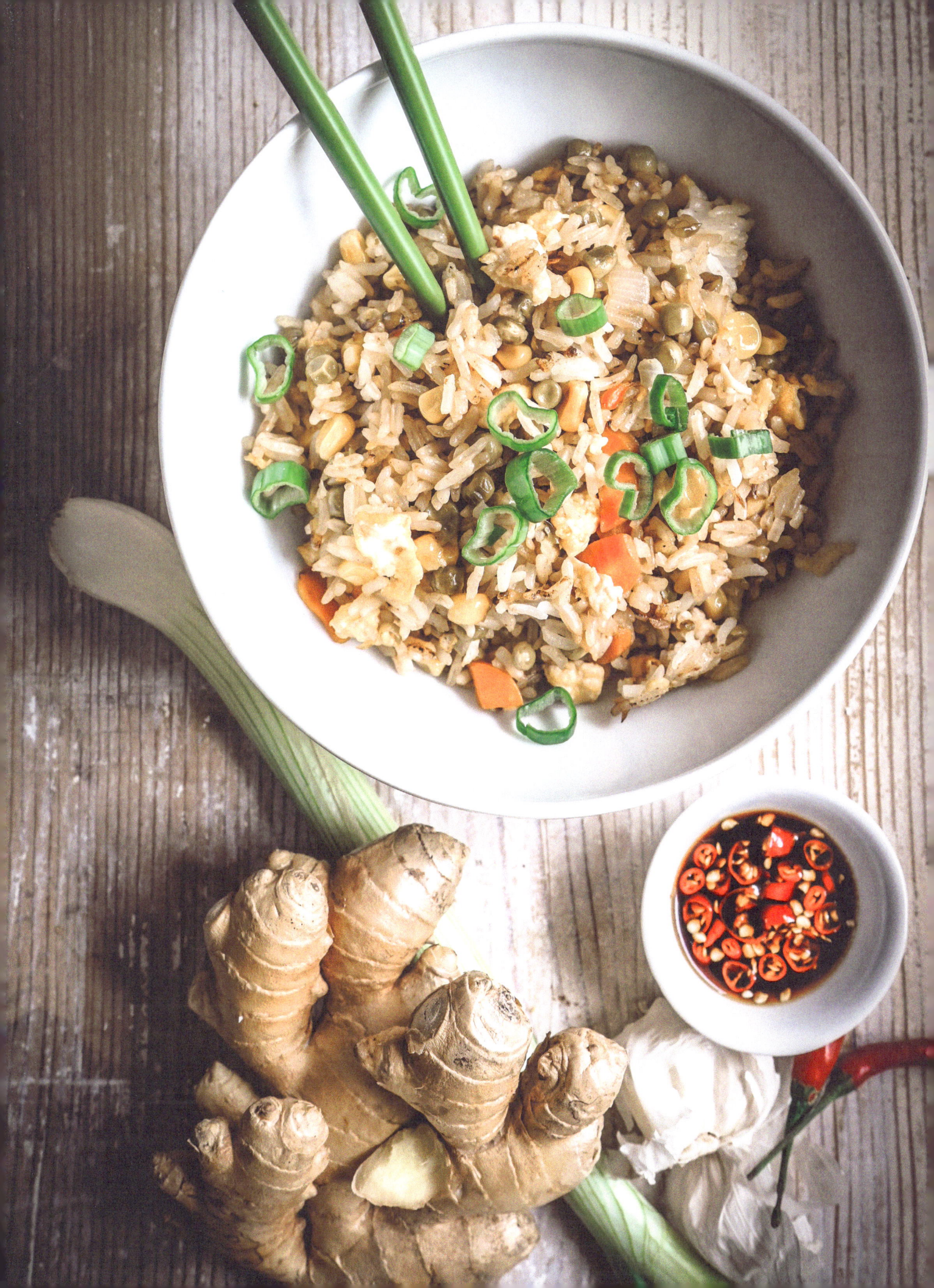

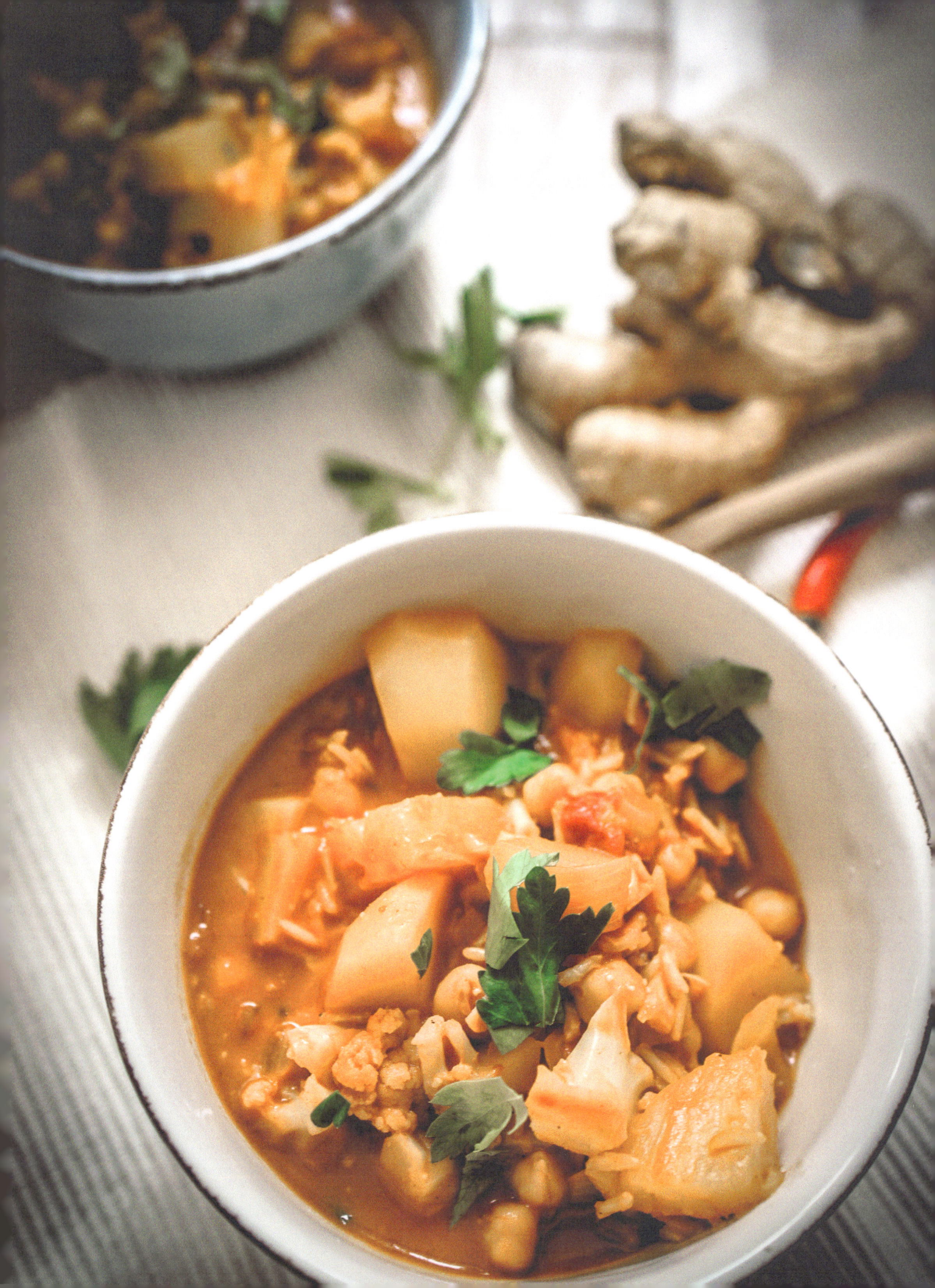

TIKKA MASALA-ONE POT

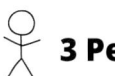 3 Personen   35 Minuten   vegan

Zutaten:

300 g geschälte Kartoffeln
80 g Vollkorn-Basmatireis
150 g Blumenkohl
400 g gestückelte Tomaten
150 g Kokosnussmilch
240 g Kichererbsen (1 Dose)
200 ml Gemüsebrühe
120 g Ananas (Dose)
1 Zwiebel
10 g Ingwer

1 Knoblauchzehe
2 EL Tikka Masala-Pulver
(alternativ 2 EL Currypulver)
1/2 TL Kreuzkümmel
Messerspitze Ingwerpulver
Prise Salz
2 EL Sojasoße
Etwas Blattpetersilie und
Chilipulver (nach Belieben)

Den Knoblauch und den Ingwer klein schneiden.

Die geschälten Kartoffeln und die Zwiebel in mundgerechte Würfel schneiden.

Anschließend werden alle Zutaten – außer die Ananas und die Kichererbsen – in einen Topf gegeben und zum Kochen gebracht. Einmal umrühren, die Hitze auf mittlere Stufe reduzieren und das Ganze bei offenem Topf für ca. 20 Minuten köcheln lassen.

Abschließend erneut umrühren und die Kichererbsen und Ananasstücke dazugeben, um den Eintopf weitere 10 Minuten köcheln zu lassen.

Das fertige Gericht mit Petersilie und Chili garnieren.

Kalorien pro Portion: 451 Kcal - Kohlenhydrate: 64 g - Fett: 11 g - Eiweiß: 13 g

Kohlenhydrate – gut oder schlecht?

In vielen Köpfen ist immer noch verankert, dass Kohlenhydrate schlecht für uns sind, und die einzig gesunde oder zum Traumkörper verhelfende Ernährungsform „Low Carb" sei. Diese Ansicht ist schlicht und ergreifend falsch. Eine kohlenhydratreduzierte Diät kann nur dann gesund und diätfördernd sein, wenn sie nicht zu einem strikten Ausschluss der Kohlenhydrate führt, man trotzdem weniger Kalorien isst, als man verbrennt, und die Mikronährstoffverteilung beachtet wird.

Jeder menschliche Körper verbrennt eine andere Anzahl an Kalorien pro Tag. Je mehr Muskelmasse man besitzt, desto höher wird auch der tägliche Kalorienbedarf im Ruhezustand. Das heißt auch, dass jede Art der Ernährung zu einer schlanken Körperform verhelfen kann, solange man – einfach gesagt – weniger zuführt als die Maschine Sprit braucht. Handelt man so, ist unser Körper gezwungen, auf Reserven zurückzugreifen. Man sollte dabei allerdings nicht anfangen, möglichst wenige Kalorien am Tag zu essen, da der Grundbedarf immer gedeckt sein sollte, weil es sonst schnell zu einer Mangelernährung und schließlich zu gesundheitlichen Folgen kommen kann.

Für eine gesunde Ernährungsweise, die einen nicht nur Leistungen erbringen lässt und satt hält, sondern vor allem auch gesund und glücklich macht, sind Kohlenhydrate essenziell.

Heißt das nun, dass alle Kohlenhydrate gleich „gut" sind? Jein. Kohlenhydrate sind in ihrer natürlichen Form gut; nicht allerdings in der Form, die wir Menschen ihnen aufgezwungen haben. Beispiel: Die Kartoffel gehört meiner Meinung nach zu den besten Lebensmitteln, die es gibt. Im Gegenzug dazu sind Chips, Pommes und Kartoffelgratin alles andere als gesund. Wieso? Weil durch die starke Verarbeitung der Kartoffel zu einem Convenience-Produkt und der Zugabe von Unmengen an Fett ein gesundes Naturprodukt völlig verfälscht wird. So ist es bei vielen Lebensmitteln.

Wer also gesund essen möchte und sich trotzdem unsicher ist, welches Kohlenhydrat dazu beitragen kann, der muss sich nur eine Frage stellen: Ist diese Kohlenhydratquelle vor mir in seiner Ursprungsform vorhanden oder wurde hier so viel dazwischen gepfuscht, dass ich sie nicht mehr wiedererkenne?

Das soll nicht heißen, dass man kein Brot, keine Nudeln oder Klöße essen darf. Man sollte jedoch schauen, dass vor allem hochwertige Kohlenhydrate in einer möglichst unverarbeiteten Form überwiegen. Hierzu zählen Kartoffeln, Bohnen und Getreidesorten wie Reis, Haferflocken und Grünkern.

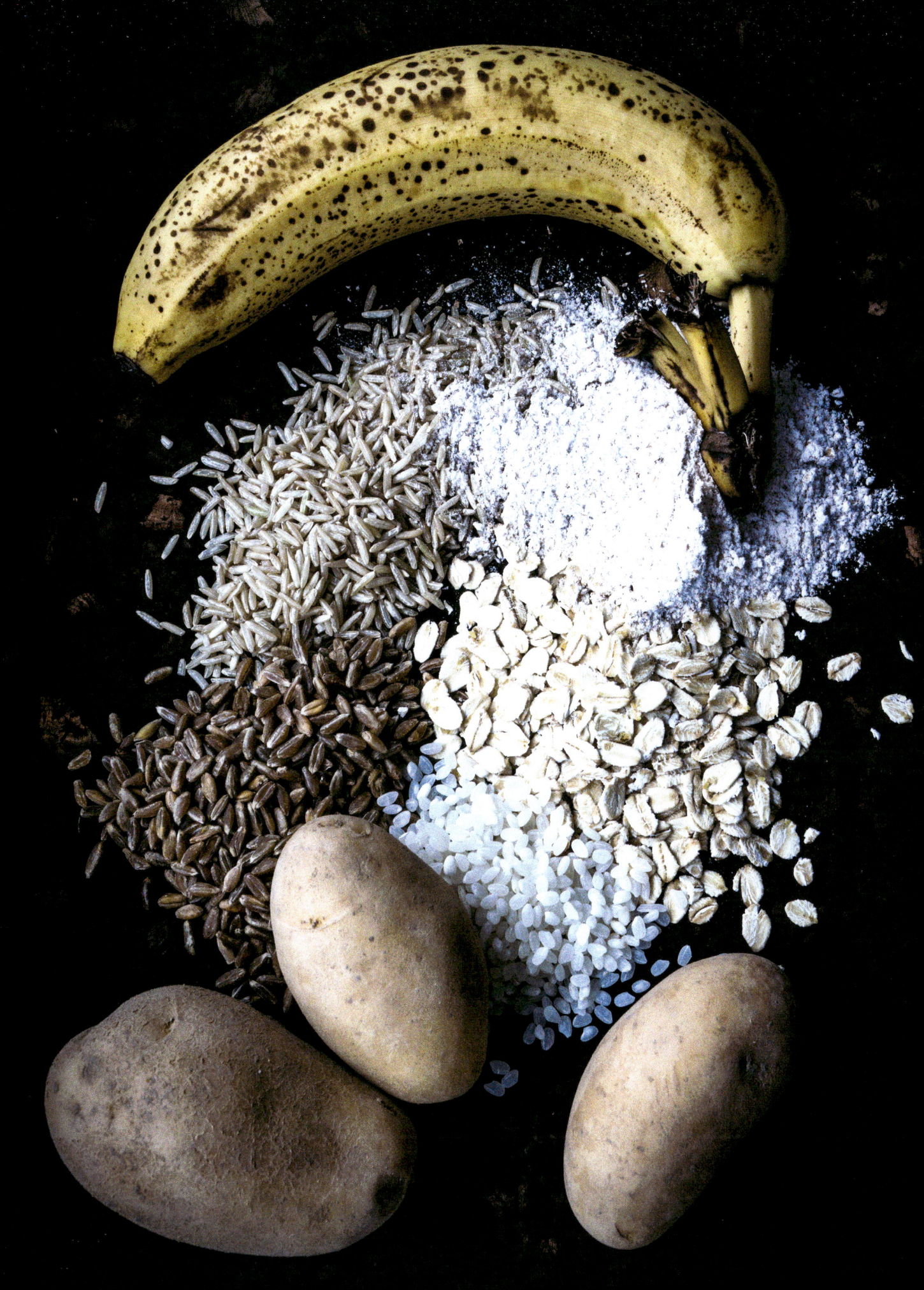

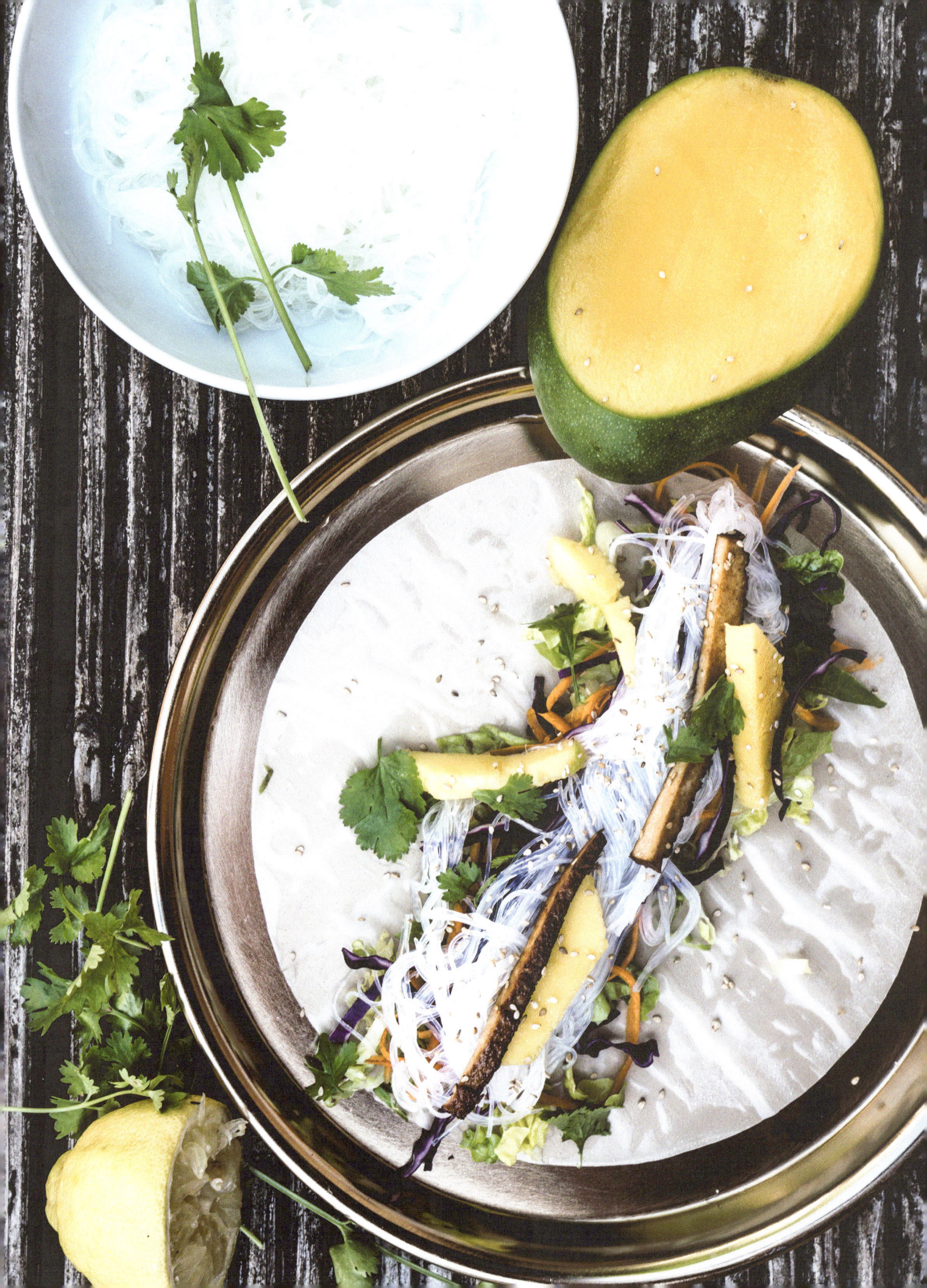

SOMMERROLLEN

 2 Personen   20 Minuten   vegan

Zutaten:
10 Reispapierblätter (aus dem Asiashop)
100 g Glasnudeln
150 g Romanasalat
70 g Karottenstreifen
70 g Rotkohl
50 g Paprika
50 g Zucchinistreifen
Ewas frischer Koriander
(nach Belieben erweiterbar; auch mit Mungbohnensprossen und anderem Gemüse)

150 g geräucherter Tofu
1 TL geröstetes Sesamöl (Asiashop)
2 EL Sojasoße hell
1 EL Kokosblütenzucker
1 EL Sesam

Den geräucherten Tofu in möglichst dünne Streifen schneiden und im Sesamöl scharf anbraten. Anschließend mit Sojasoße ablöschen. Den Kokosblütenzucker dazugeben und etwas einköcheln lassen. Zum Schluss mit dem Sesam garnieren.

Das Gemüse ebenfalls in möglichst dünne Streifen schneiden.

Die Glasnudeln in eine Schüssel geben, mit kochendem Wasser übergießen und für ca. 5 Minuten stehen lassen. Anschließend das Wasser abgießen und die Glasnudeln sind fertig.

Für die Zubereitung einer Rolle sollte ein Reispapierblatt zur Hand genommen und kurz in eine Schüssel warmes Wasser getunkt werden (es bleibt dabei noch starr). Dann kann das Reispapier nach Belieben befüllt werden. Typischerweise immer mit etwas gekochten Glasnudeln, Gemüse und Tofu.

Kalorien pro Portion: 640 Kcal - Kohlenhydrate: 99 g - Fett: 16 g - Eiweiß: 22 g

SOMMERROLLEN-SOßEN

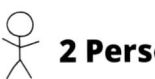 2 Personen   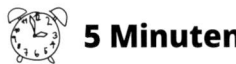 5 Minuten   vegan

Zutaten für die Mangosoße:
150 g frische, reife Mango
1 Knoblauchzehe
1 TL Kokosöl
50 ml Kokos-Reis-Drink
1 El helle Sojasoße
1 TL Currypulver
Etwas frischer Koriander

Die Mango schälen und in kleine Stücke schneiden.

Den Knoblauch als Ganzes im Öl anbraten, anschließend die Mango dazugeben und mit dem Knoblauch in der Pfanne schwenken. Anschließend das Currypulver dazugeben und mit dem Kokos-Reis-Drink ablöschen und mit der Sojasoße abschmecken. Es sollte sich eine dicke Masse ergeben. Nach Bedarf noch etwas Wasser dazugeben. Als letzter Schritt kann die Knoblauchzehe wieder aus der Soße entfernt werden. Dann alles mit ein paar Korianderblätter garnieren.

Kalorien pro Portion: 95 Kcal - Kohlenhydrate: 14 g - Fett: 3 g - Eiweiß: 1 g

Zutaten für die Erdnusssoße:
10 g Erdnüsse
25 g Erdnussmehl entölt (alternativ Erdnussmus)
30 ml Wasser
2 EL helle Sojasoße
1 TL Ahornsirup
1 Knoblauchzehe
1 TL Kokosöl
1/2 TL Zitronensaft

Den Knoblauch in möglichst kleine Stücke schneiden und im Kokosöl anbraten. Anschließend alle Zutaten in ein Gefäß geben und mit einem Stabmixer pürieren.

Kalorien pro Portion: 130 Kcal - Kohlenhydrate: 6 g - Fett: 6 g - Eiweiß: 9 g

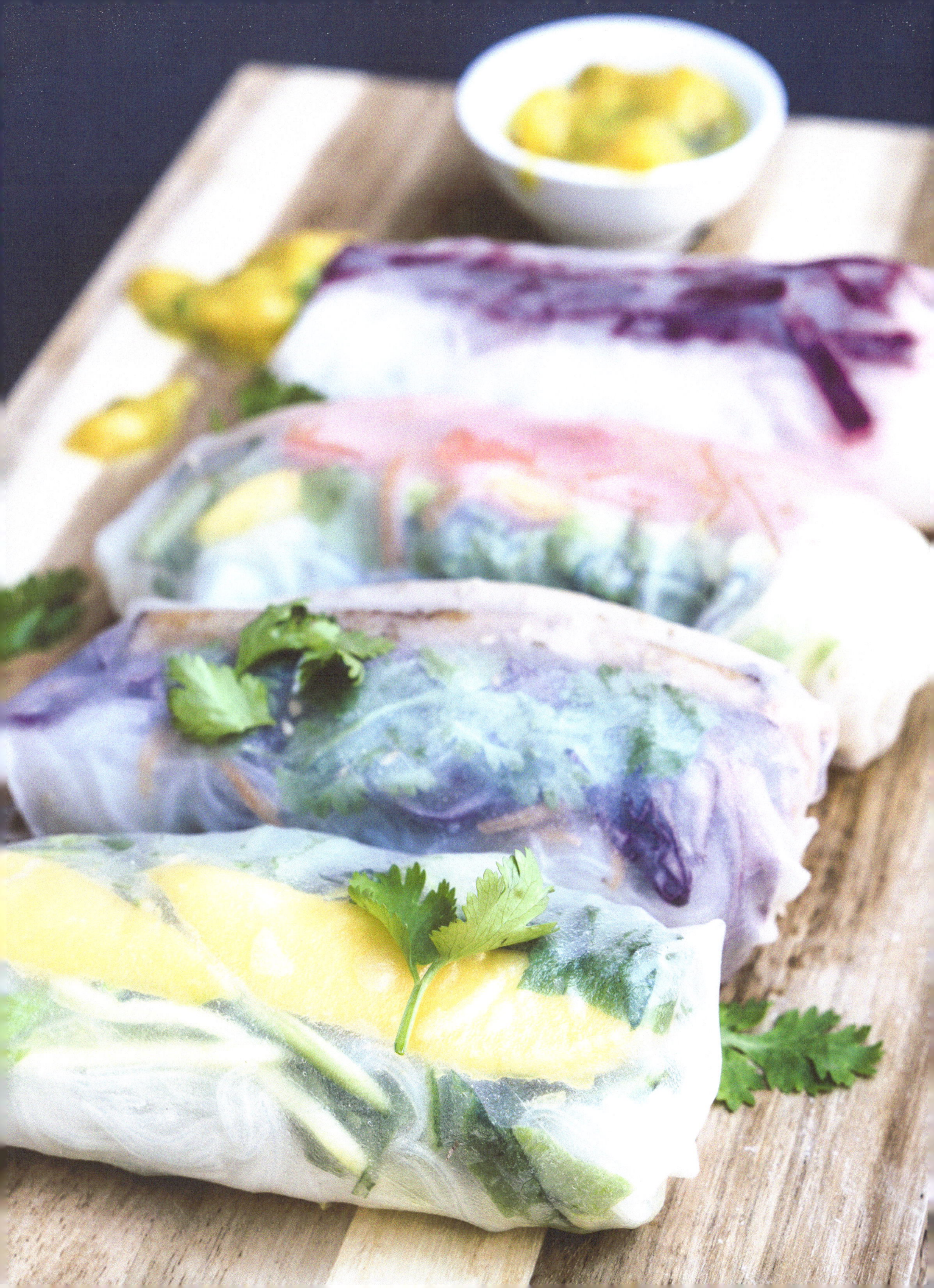

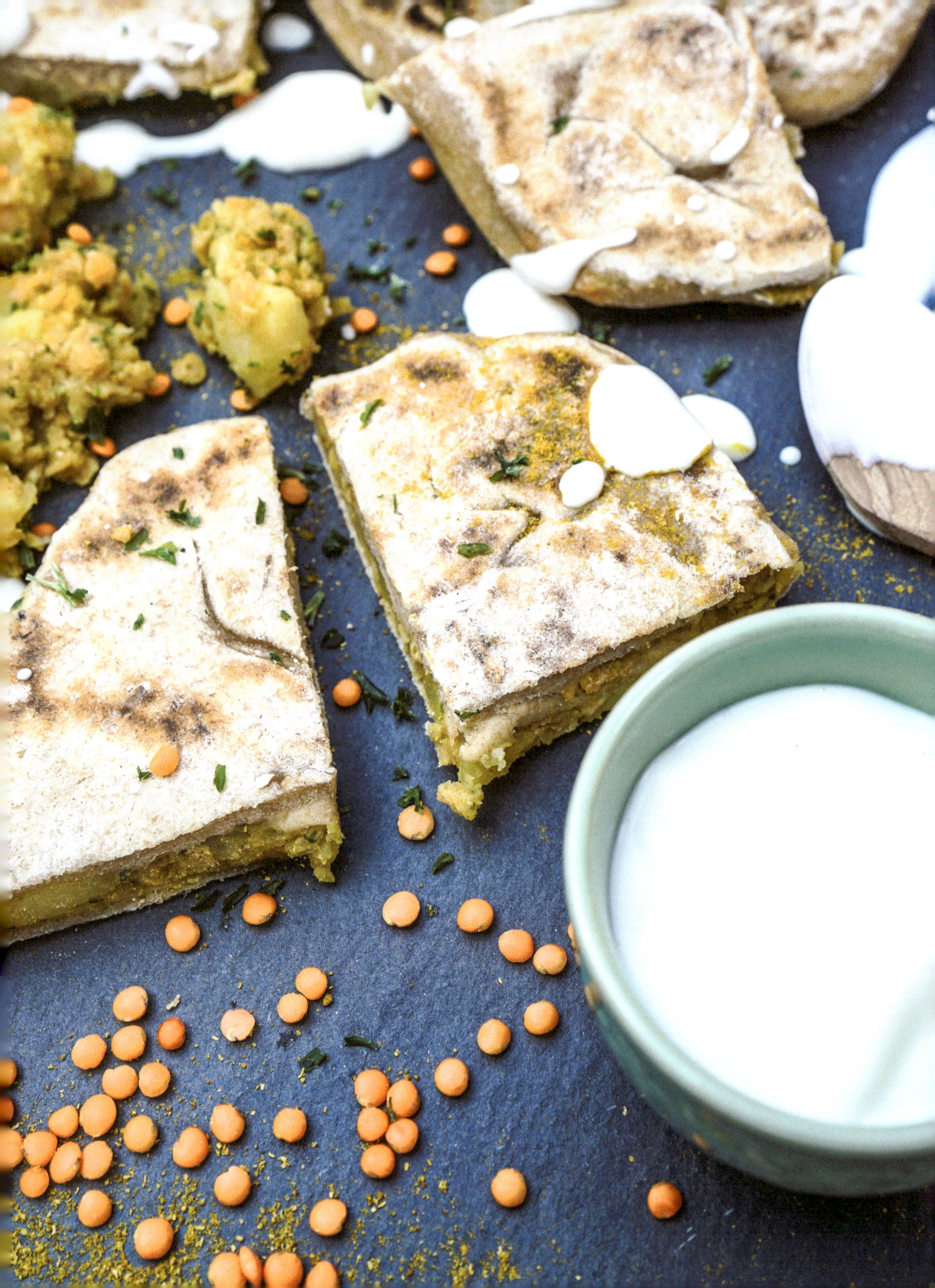

GEFÜLLTES FLADENBROT

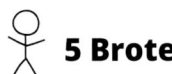 **5 Brote** 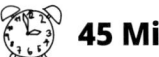 **45 Minuten**   **vegan**

Zutaten:

Für den Teig:
120 g Dinkelvollkornmehl
120 g Weizenmehl
80 g Sojajoghurt Natur
50 ml Wasser
1 EL selbstgemachte Gemüsebrühe (alternativ Fertigfond)
2 EL Rapsöl
1/2 TL Backpulver
Prise Salz

Für die Füllung:
100 g rote Linsen
250 ml Wasser
150 g gekochte und geschälte Kartoffeln
Etwas Petersilie
Salz, Pfeffer
1 EL Currypulver
(Nach Belieben: 1/2 TL Maisstärke)
1 EL selbstgemachte Gemüsebrühe (alternativ Fertigfond)

Die Mehle mit dem Backpulver zusammensieben. Dann mit dem Wasser, der Hälfte des Rapsöls, dem Salz und dem Joghurt gut durchkneten. Anschließend den fertigen Teig mit dem restlichen Öl einreiben und für ca. 30 Minuten stehen lassen.

Die Linsen mit dem Wasser und der selbstgemachten Gemüsebrühe (siehe Seite 116) zum Kochen bringen und bei niedriger Hitze im offenen Topf für ca. 10 Minuten köcheln lassen. Die Linsen sind fertig, sobald die Flüssigkeit zu 80 % verkocht ist.

Dann können die Linsen in der Flüssigkeit mit einem Pürierstab zerkleinert werden. Falls die Masse zu trocken wird, einfach etwas Wasser hinzugeben.

Die gekochten Kartoffeln in kleine, dünne Scheiben schneiden und unter die Linsenmasse heben. Anschließend mit Salz, Pfeffer, Petersilie und Currypulver abschmecken.

Den geruhten Teig in 5 Portionen aufteilen und in dünne Fladen ausrollen. In jeden der Fladen ca. 1-1,5 Esslöffel der Füllung geben und den Rand des Fladens zur Mitte umklappen. Die Ränder gut verschließen und in eine erhitzte, beschichtete Pfanne geben. Von beiden Seiten bei mittlerer Hitze goldbraun anbraten.

Nach Belieben mit etwas Sojajoghurt servieren.

Kalorien pro Brot: 312 Kcal - Kohlenhydrate: 48 g - Fett: 6 g - Eiweiß: 13 g

TEMPEH-PAUSENBROT

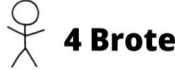 4 Brote   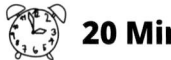 20 Minuten   vegan

Zutaten:

400 g Tempeh
8 Scheiben Vollkorntoast
4 Blätter Blattsalat (ca. 50 g)
2 mittelgroße Tomaten
1 Avocado
1 Zwiebel

45 g BBQ-Soße (möglichst rauchig)
1 EL Kokosblütenzucker
1 TL Worcester Soße
2 EL helle Sojasoße
1/2 Zitrone

Die Tomaten, die Avocado und die Zwiebel in dünne Scheiben schneiden.

Den Toast in einem Toaster knusprig rösten.

Den Zucker mit dem Saft der halben Zitrone und den Soßen zu einer dickflüssigen Marinade vermischen.

Das Tempeh in dünne Scheiben schneiden und von beiden Seiten mit der Marinade bestreichen. Anschließend bei 150 Grad Ober-/Unterhitze für 15 Minuten in den vorgeheitzen Backofen geben (nach ca. 10 Minuten die Tempeh-Scheiben nochmals mit der restlichen Marinade bestreichen).

Abschließend die Toasts zunächst mit der Avocado, dem Salat, den Gemüsescheiben und zum Schluss mit dem Tempeh-Bacon belegen.

Kalorien pro Brot: 312 Kcal - Kohlenhydrate: 48 g - Fett: 6 g - Eiweiß: 13 g

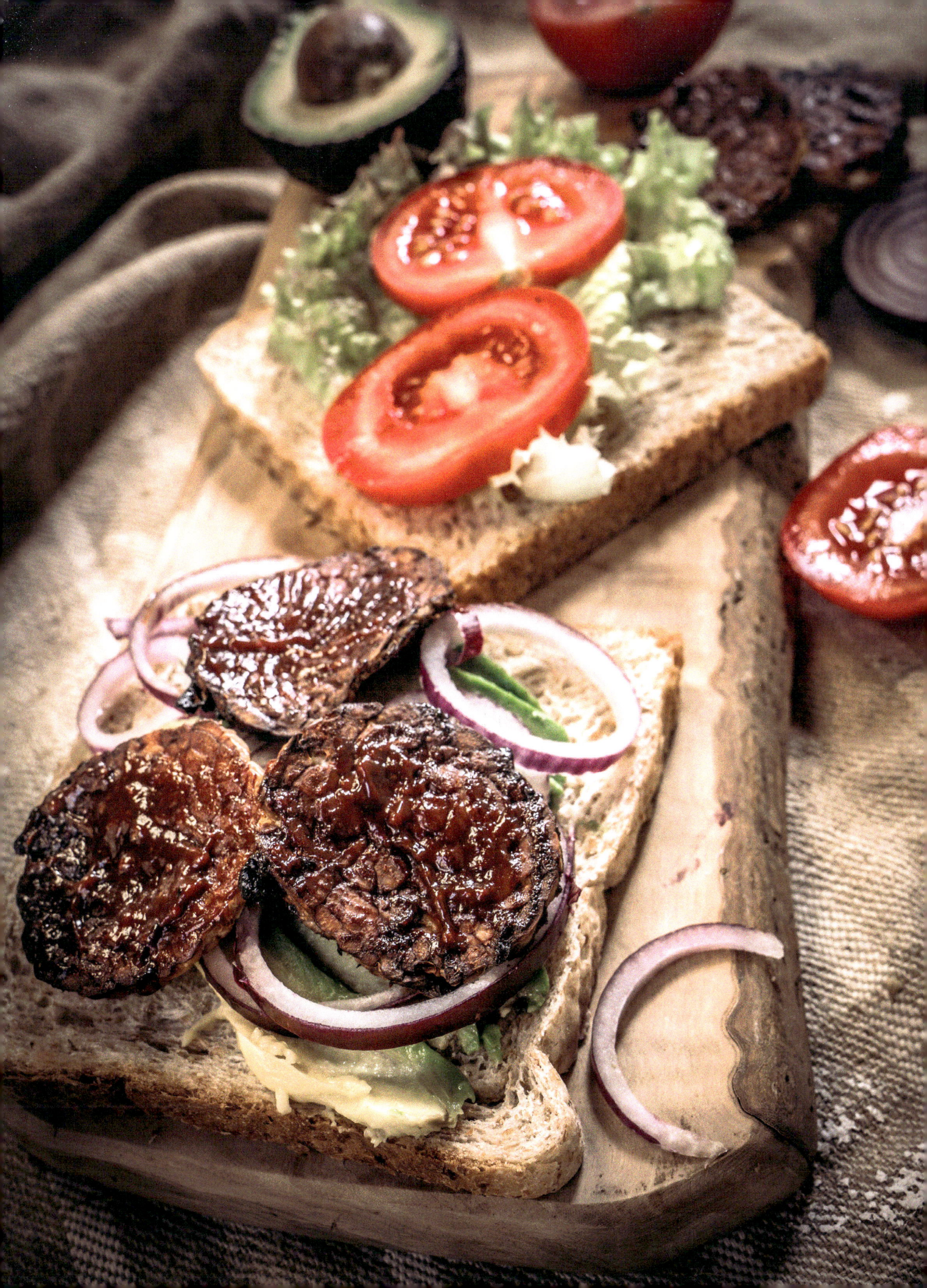

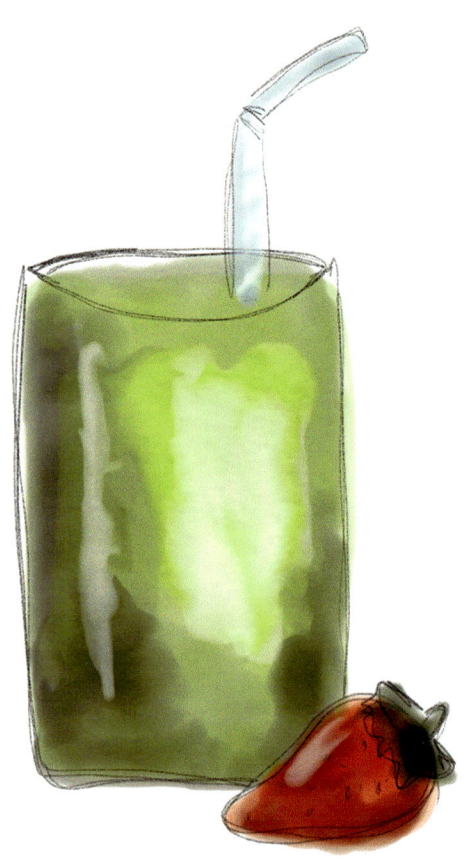

krafttrunk

GRÜNER SMOOTHIE

 1 Smoothie   **5 Minuten**   **vegan**

Zutaten:
150 g gefrorene Mango Stücke (alternativ frische Mango)
350 ml Wasser
150 g Seidentofu
70 ml Kokosmilch
2 Datteln
20 g Blattspinat
15 g Rucola
1 kleines Stück Ingwer

Die Datteln entsteinen, den Ingwer schälen und anschließend mit den restlichen Zutaten in einen Mixer geben.

Kalorien pro Smoothie: 415 Kcal - Kohlenhydrate: 47 g - Fett: 17 g - Eiweiß: 14 g

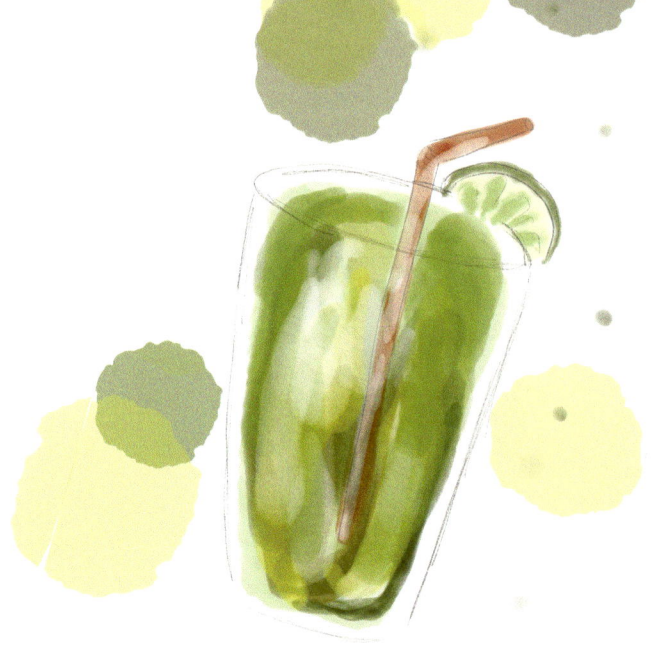

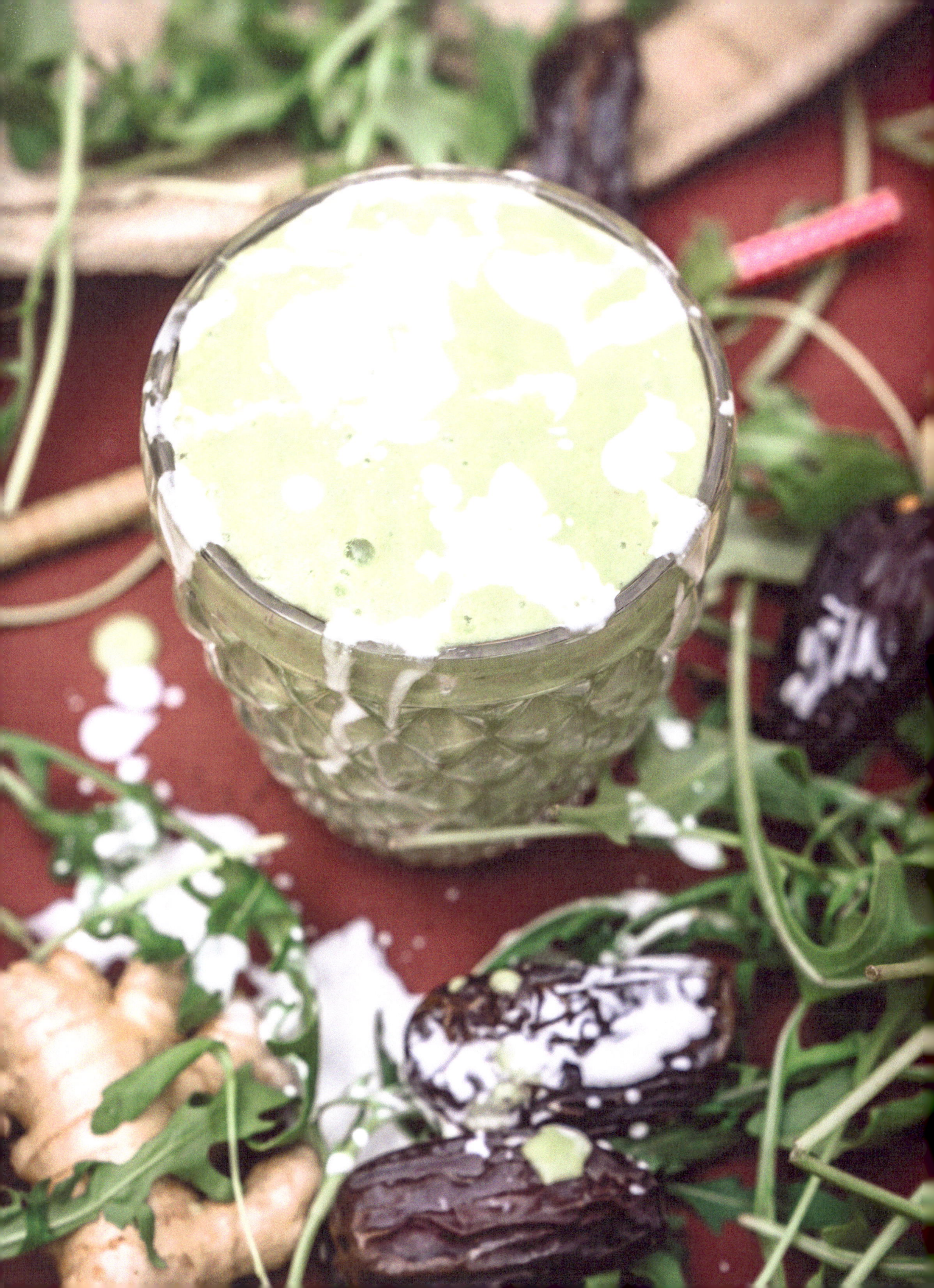

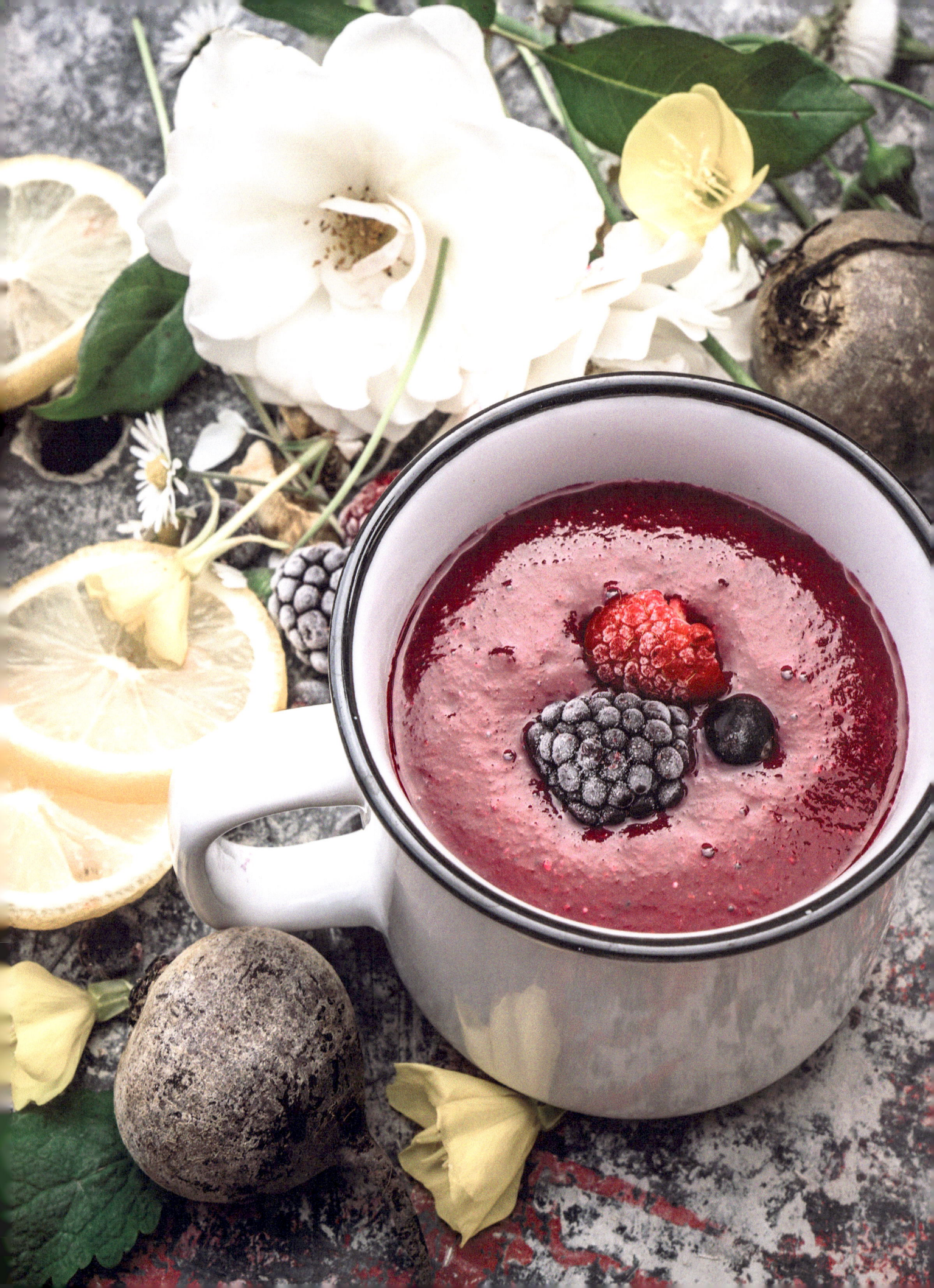

ROTE BEETE-SMOOTHIE

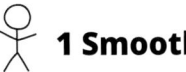 **1 Smoothie**   **5 Minuten**   **vegan**

Zutaten:
300 ml Wasser
100 g Waldbeeren
70 g frische Rote Beete
20 g gepuffter Amaranth
(alternativ Haferflocken)

Die Rote Beete schälen und zusammen mit den anderen Zutaten in einen Mixer geben. Die Zutaten im Mixer pürieren, bis sie eine sämige Konsistenz bekommen. Smoothie in ein Glas füllen und als Frühstück, Zwischenmahlzeit oder unterwegs genießen.

Kalorien pro Smoothie: 303 Kcal - Kohlenhydrate: 64 g - Fett: 2 g - Eiweiß: 6 g

SCHOKO-NUSS-SMOOTHIE

 1 Smoothie   **5 Minuten**   **vegan**

Zutaten:
200 ml Hafermilch
150 ml Wasser
45 g Dinkelflocken
1 gefrorene Banane
10 g Walnusskerne
1 TL Backkakao

Alle Zutaten für den Smoothie in einen Mixer geben.

Kalorien pro Smoothie: 445 Kcal - Kohlenhydrate: 71 g - Fett: 9 g - Eiweiß: 14 g

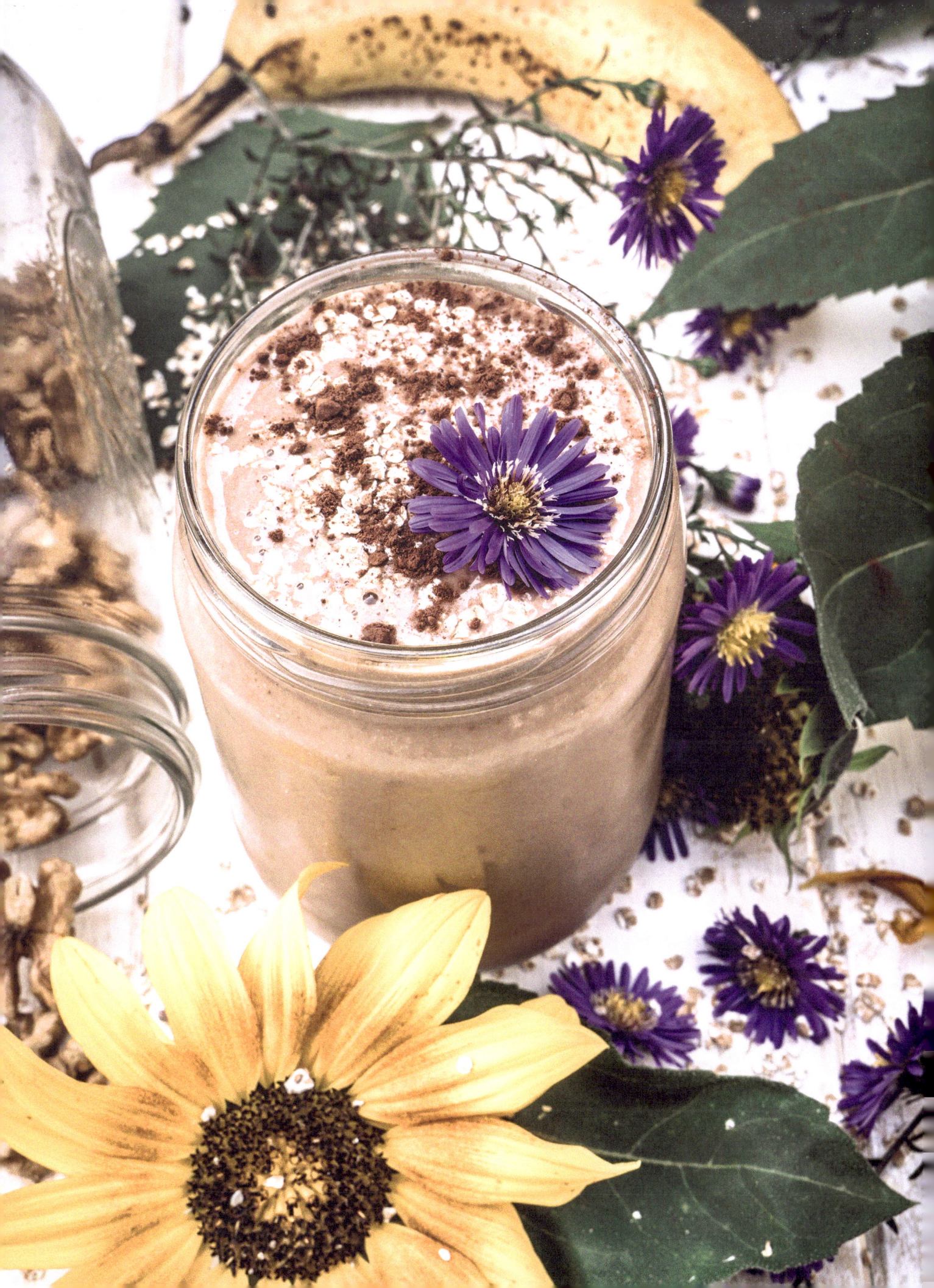

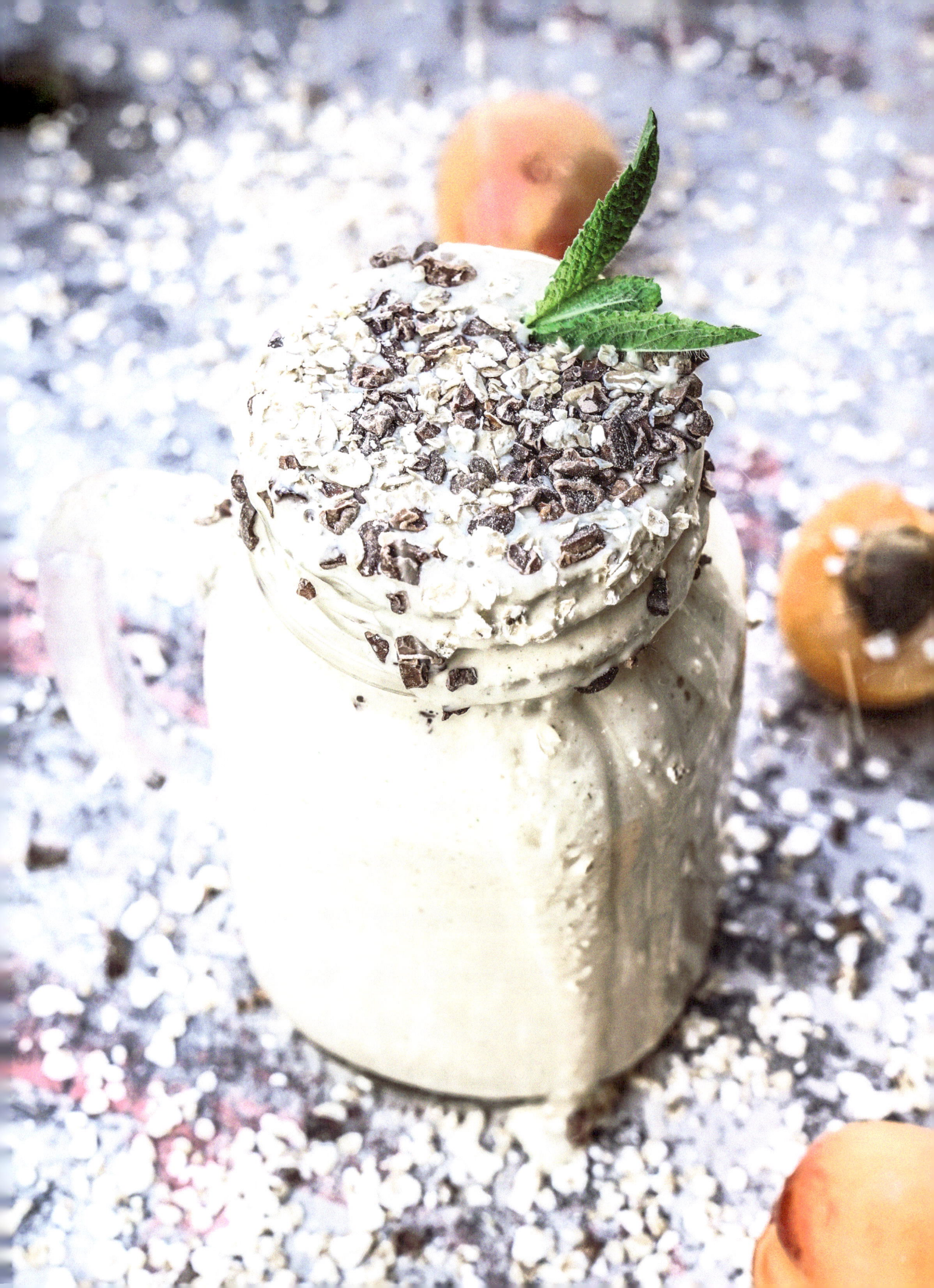

APRIKOSEN-SMOOTHIE

 2 Smoothies   **5 Minuten**   vegan

Zutaten:
100 g Sojajoghurt
200 ml Wasser
3 Aprikosen
2 Medjool-Datteln
10 g Kakaonibs
50 g Haferflocken
1 Banane

Die Datteln und die Aprikosen entsteinen und anschließend mit dem Joghurt, dem Wasser, den Haferflocken und der Banane in einen Mixer geben. Anschließend mit Kakaonibs garnieren.

Kalorien pro Smoothie: 316 Kcal - Kohlenhydrate: 54 g - Fett: 5 g - Eiweiß: 8 g

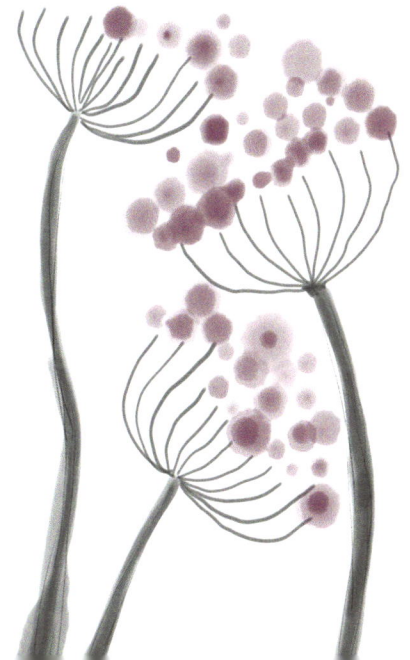

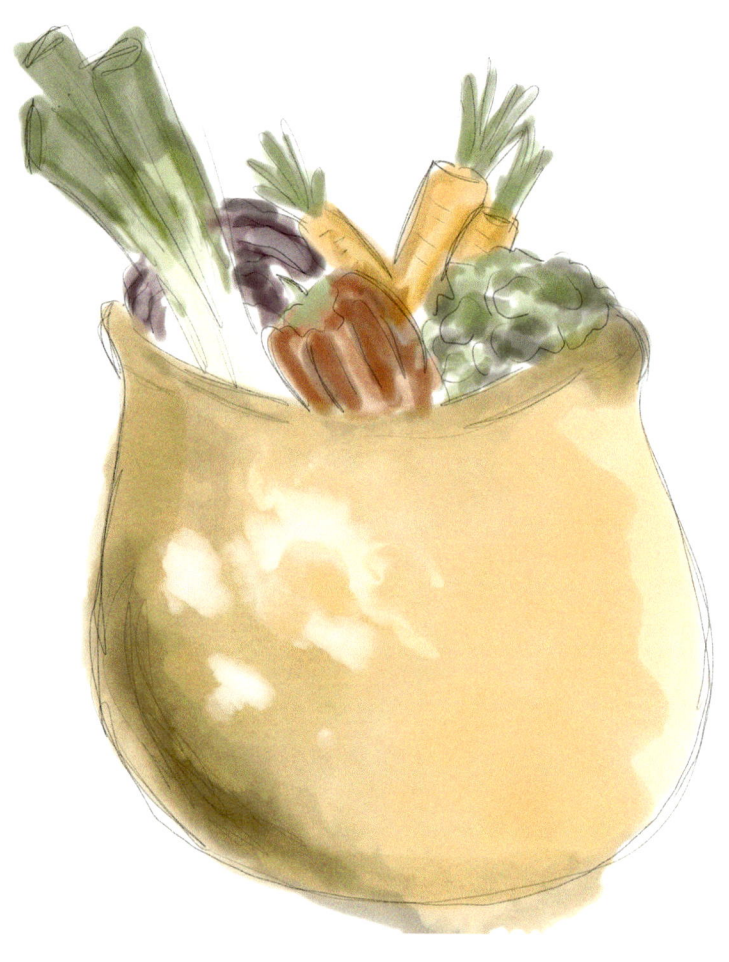

Gaumen—schmaus

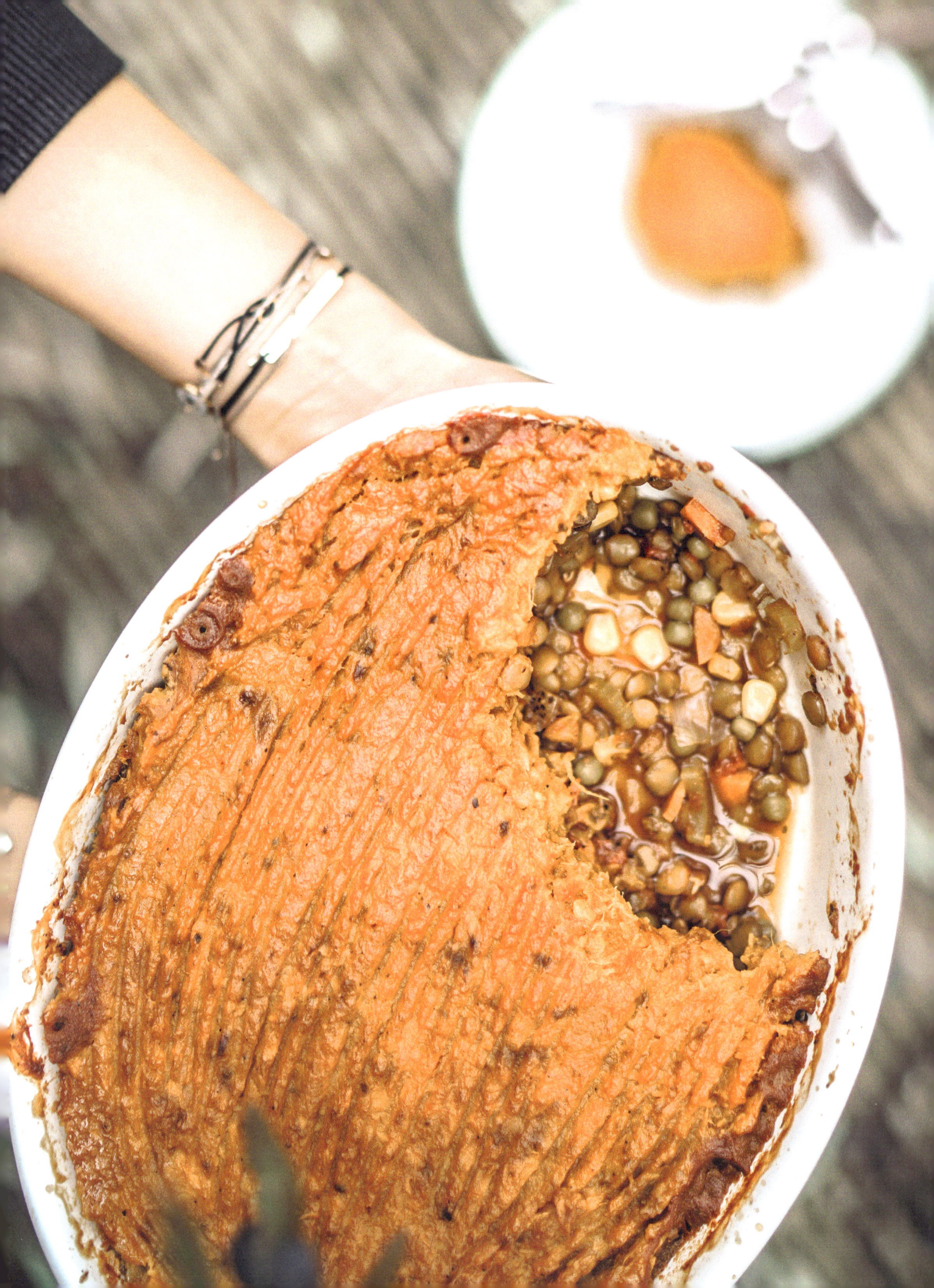

SHEPHERD'S PIE

 3 Personen   **90 Minuten**   **vegan**

Zutaten:

600 g gebackene Süßkartoffel (2 große Kartoffeln)
170 g Tellerlinsen (trocken)
300 ml Gemüsebrühe
130 g Staudensellerie (2 Stangen)
1 Dose gehackte Tomaten
50 g Karotte
65 g Mais (Dose)
65 g gefrorene Erbsen
10 g Knoblauch
1 Zwiebel
1 EL Rapsöl
6 EL Hafermilch ungesüßt
Prise Muskatnuss, Thymian, Petersilie, Salz und Pfeffer

Die ganze ungeschälte Süßkartoffel (am Vorabend oder eine Stunde zuvor) für ca. eine Stunde in den auf 225 Grad Ober-/Unterhitze vorgeheizten Backofen (bei kleineren Kartoffeln 30 Minuten) geben.

Wenn die Süßkartoffel gar ist (zum Testen eine Gabel in die Süßkartoffel stechen), kurz abkühlen lassen und dann von der ungewünschten Schale trennen.

Den Knoblauch und die Zwiebeln zerkleinern und im Öl anbraten.

Den klein geschnittenen Sellerie und die Karottenwürfel ebenfalls in die Pfanne geben.

Den Mais, die Erbsen und die Linsen dazugeben.

Alle Zutaten kurz anschwitzen und anschließend mit den gehackten Tomaten und der Brühe ablöschen. Kurz zum Kochen bringen und bei mittlerer Hitze für ca. 25-30 Minuten im offenen Topf unter regelmäßigen Umrühren köcheln lassen.

Abschließend mit frischer Petersilie, Thymian, Salz und Pfeffer verfeinern.

Zu den vorgebackenen Süßkartoffeln wird nun die Hafermilch hinzugegeben und alles mit einer Gabel zerdrückt. Mit Salz, Pfeffer und Muskatnuss abschmecken.

Den Backofen auf 175 Grad Ober-/Unterhitze vorheizen.

Die gekochte Tomaten-Gemüsemischung wird nun in eine Auflaufform gegeben und mit dem Süßkartoffelmus bedeckt. Abschließend kommt die Auflaufform für 25-30 Minuten bei 175 Grad Ober-/Unterhitze in den Backofen.

Kalorien pro Portion: 575 Kcal - Kohlenhydrate: 97 g - Fett: 6 g - Eiweiß: 22 g

Fleischalternativen

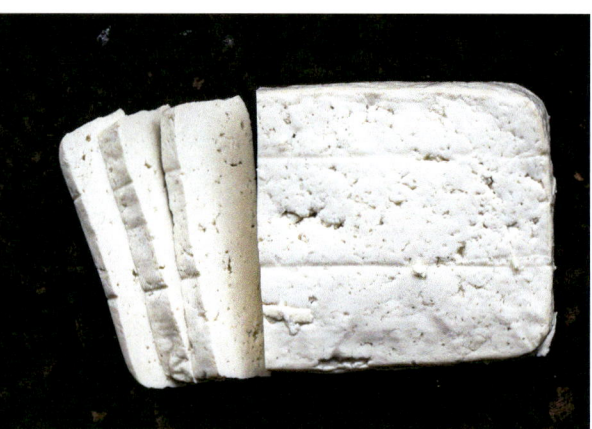

Natur- und Räuchertofu

Tofu gehört bereits seit Jahrhunderten in Asien auf den Speiseplan, sei es als Getränk, als Fleischersatz oder zum Zubereiten von Süßspeisen. Hergestellt wird Tofu aus der Sojabohne. Der Tofukonsum ist in Verruf geraten, da er häufig für den übermäßigen Sojaanbau in der Welt (und die damit einhergehenden Probleme) verantwortlich gemacht wird. Dem kann man entgegenwirken, indem man nur Sojaprodukte kauft, die das Biosiegel aufweisen und in Europa angebaut werden. Auch in Deutschland findet man immer mehr nachhaltige Soja-Bauern.

Tofu gibt es sowohl in einer gröberen Version (sog. Naturtofu), die gerne als Fleischersatz eingesetzt wird, als auch in einer feinen Variante (sog. Seidentofu). Der Seidentofu ist vor allem klasse zum Andicken von Soßen und als Puddingersatz.

Besonders toll am Tofu ist, dass er ca. 15 Gramm Eiweiß auf 100 g Produkt enthält (Werte von Naturtofu). Das ist zwar nicht ganz so hoch wie bei Hähnchen oder Rindfleisch, kommt dem aber dennoch sehr nahe und sorgt aufgrund des pflanzlichen Eiweißes für eine weniger hohe Übersäuerung im Körper.

Auch der Räuchertofu, welcher durch das Reiberauchverfahren hergestellt wird, erfreut sich durch seinen wurstähnlichen Rauchgeschmack immer größerer Beliebtheit.

Tempeh

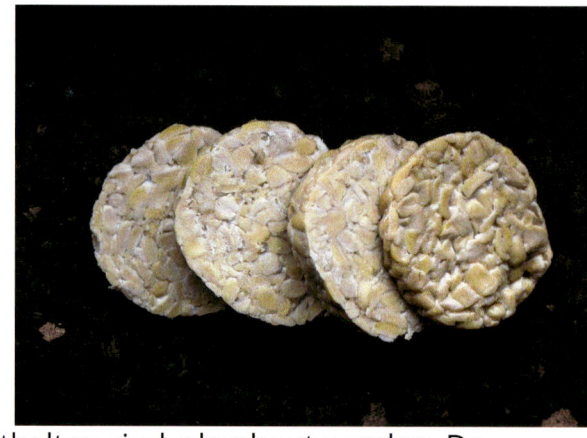

Tempeh ist ebenfalls eine in Asien seit vielen Generationen bekannte Fleischalternative und wird besonders häufig in der indonesischen Küche verarbeitet. Traditionell wird für die Tempeh-Herstellung die fermentierte Sojabohne gedämpft und geschält. Durch den Fermentationsprozess wird zudem sichergestellt, dass mögliche die Verdauung störende und die Vitaminaufnahme behindernde Giftstoffe, die zum Teil in der Sojabohne enthalten sind, abgebaut werden. Daher gehört Tempeh mit seinen 20 Gramm Eiweiß je 100 Gramm Tempeh zu einer der besten veganen Proteinquellen. Tempeh gibt es mittlerweile neben den zahlreichen Asiashops auch in vielen Reformhäusern zu kaufen.

Seitan

Seitan besteht aus Weizeneiweiß, auch Gluten genannt. Man kann Seitan gewürzfertig in den meisten Reformhäusern kaufen, ohne diesen mit viel Knetarbeit selbst aus Seitanpulver herzustellen. Auch Seitan wurde schon lange vor der immer beliebteren vegetarischen und veganen Esskultur in Europa von buddhistischen Mönchen in Asien verzehrt, da diese aus Glaubensgründen kein Fleisch essen 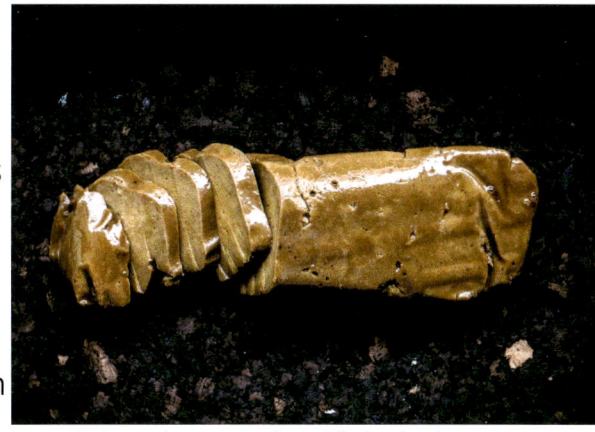 dürfen und mittels Seitan Fleischgerichte nachahmen konnten. Seitan ist von den Fleischalternativen diejenige mit dem höchsten Eiweißgehalt. Man sollte allerdings nicht vergessen, dass der Körper nicht jedes Eiweiß gleich gut aufnimmt. Seitan wird vom Körper aufgrund seiner niedrigeren biologischen Wertigkeit nicht so gut verstoffwechselt wie beispielsweise Ei, sodass man immer versuchen sollte, seinen Eiweißhaushalt durch verschiedene Quellen abzudecken.

Sonstige

Neben Sojabohnen, Tempeh und Seitanpulver gibt es noch viele weitere Fleischersatzprodukte aus der Natur, wie z.B. Linsen, Bohnen und Getreide. Diese Produkte können in verschiedenen Formen nicht nur zu köstlichen fleischähnlichen Gerichten verarbeitet werden, sondern enthalten auch viel wichtiges gesundes und pflanzliches Eiweiß. In diesem Buch findest du viele solcher Rezepte.

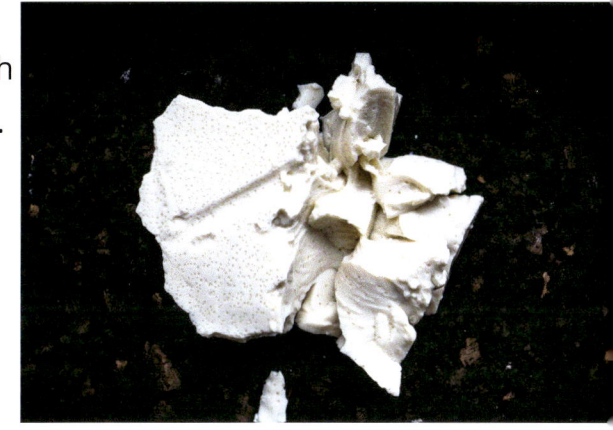

RÄUCHERTOFU-PFANNE

 2 Personen   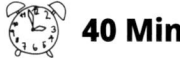 40 Minuten   vegetarisch

Zutaten:

700 g Kartoffeln (festkochend)
200 g Räuchertofu
200 g Champignons
1 Avocado
250 g Magerquark
1 Zwiebel

2 EL Tomatenmark
Saft von 1/2 Zitrone
4 EL Sojasoße
1 Knoblauchzehe
1 EL Sesam
1 EL Sesamöl
Salz & Pfeffer

Die Kartoffeln in ausreichend Wasser kochen, bis sie gar sind.

Den Tofu, die Zwiebel und die Champignons in kleine Würfel schneiden. Das Sesamöl in eine erhitzte Pfanne geben und die soeben gewürfelten Zutaten mit dem Sesam hineingeben.

Anschließend das Tomatenmark dazugeben. Mit Sojasoße ablöschen und kurz einköcheln lassen.

Nach ca. 2 Minuten die Pfanne von der Hitze nehmen und erst einmal zur Seite stellen.

Die Avocado mit einem Löffel auslöffeln. Den Knoblauch mit der flachen Seite des Messers zerdrücken und zerkleinern. Anschließend das Avocadofleisch mit dem Magerquark und dem Knoblauch vermengen. Abschließend mit dem Zitronensaft, Salz und Pfeffer abschmecken.

Die Tofupfanne mit den Kartoffeln und der Creme servieren.

Kalorien pro Portion: 583 Kcal - Kohlenhydrate: 48 g - Fett: 25 g - Eiweiß: 35 g

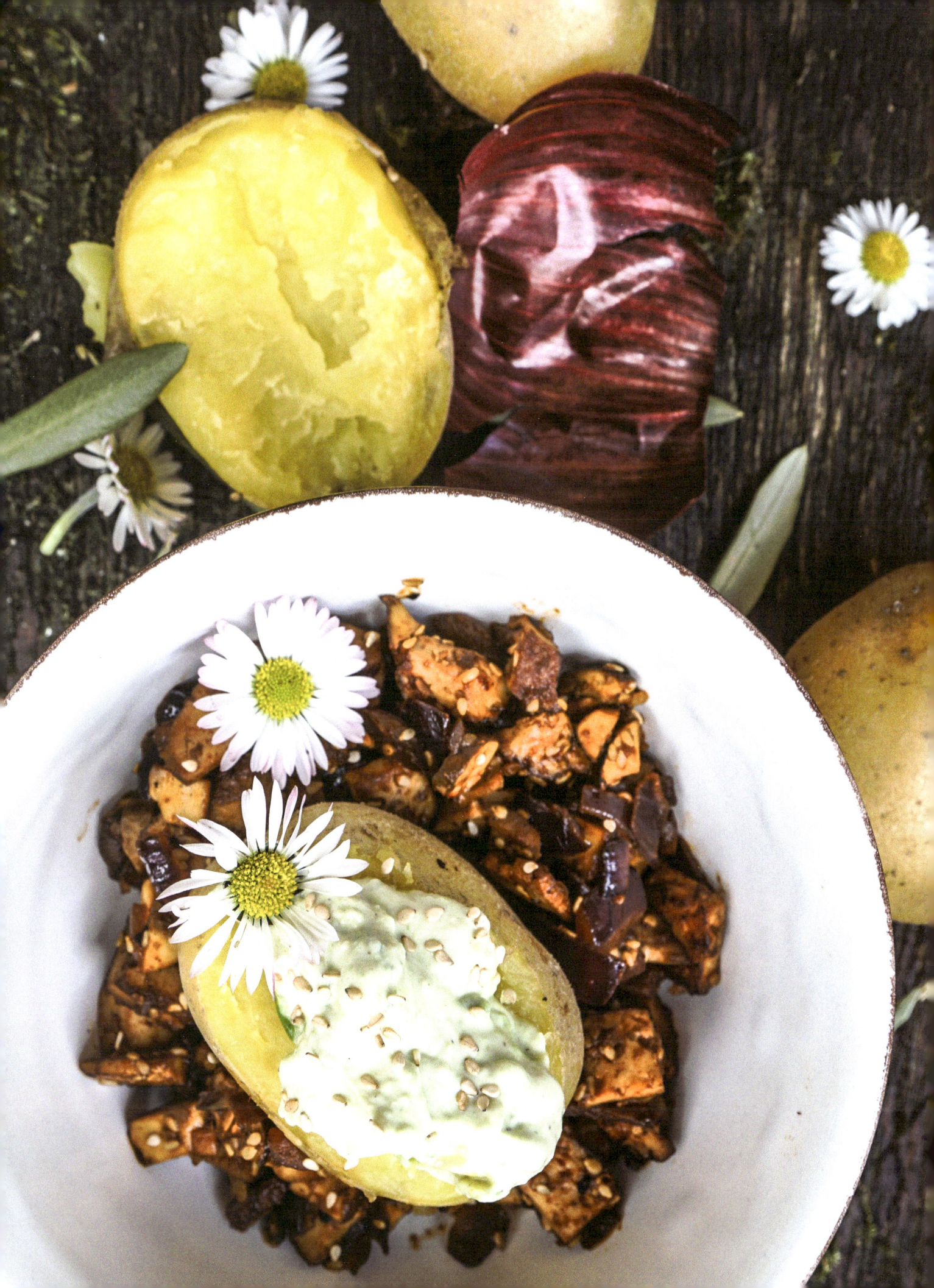

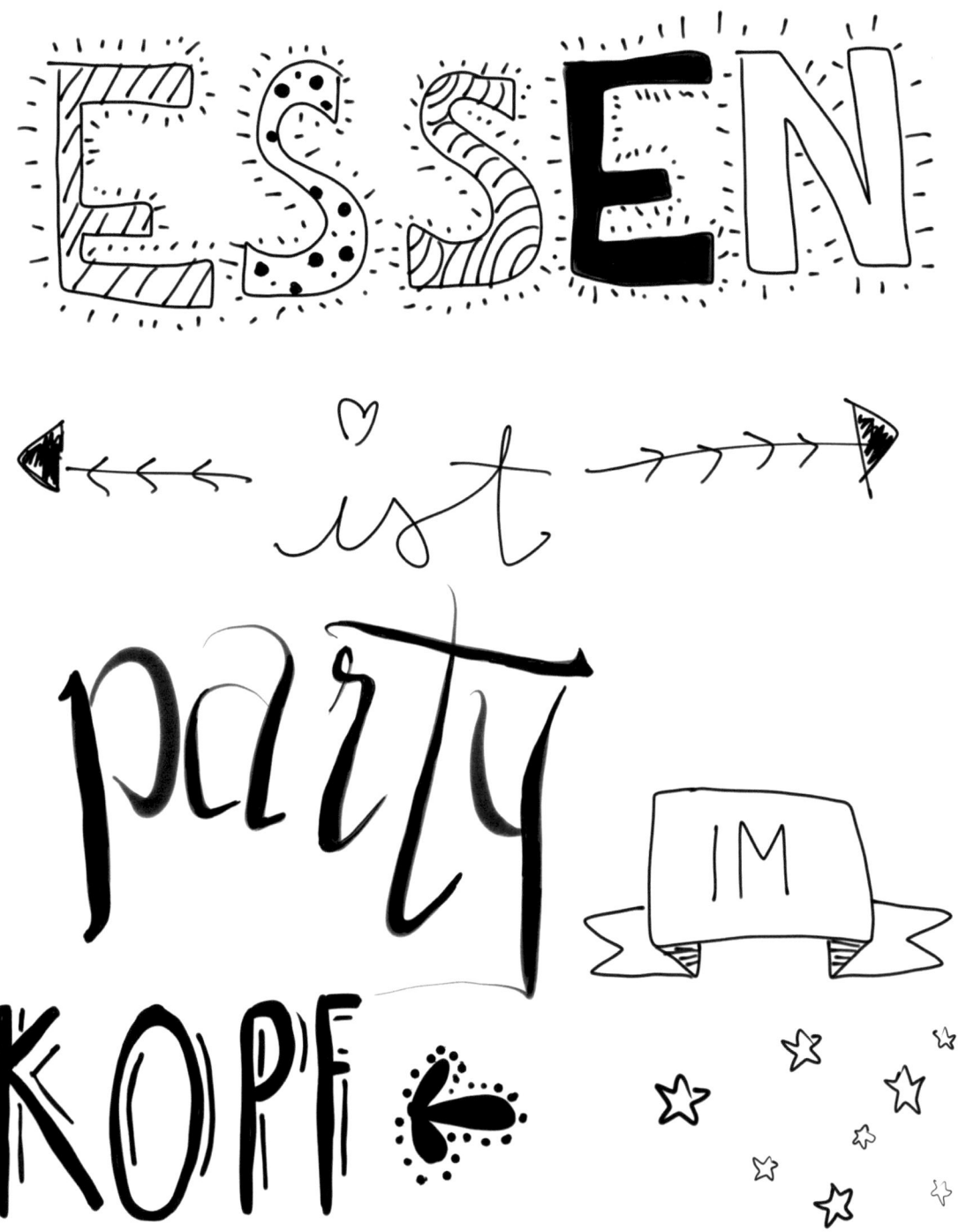

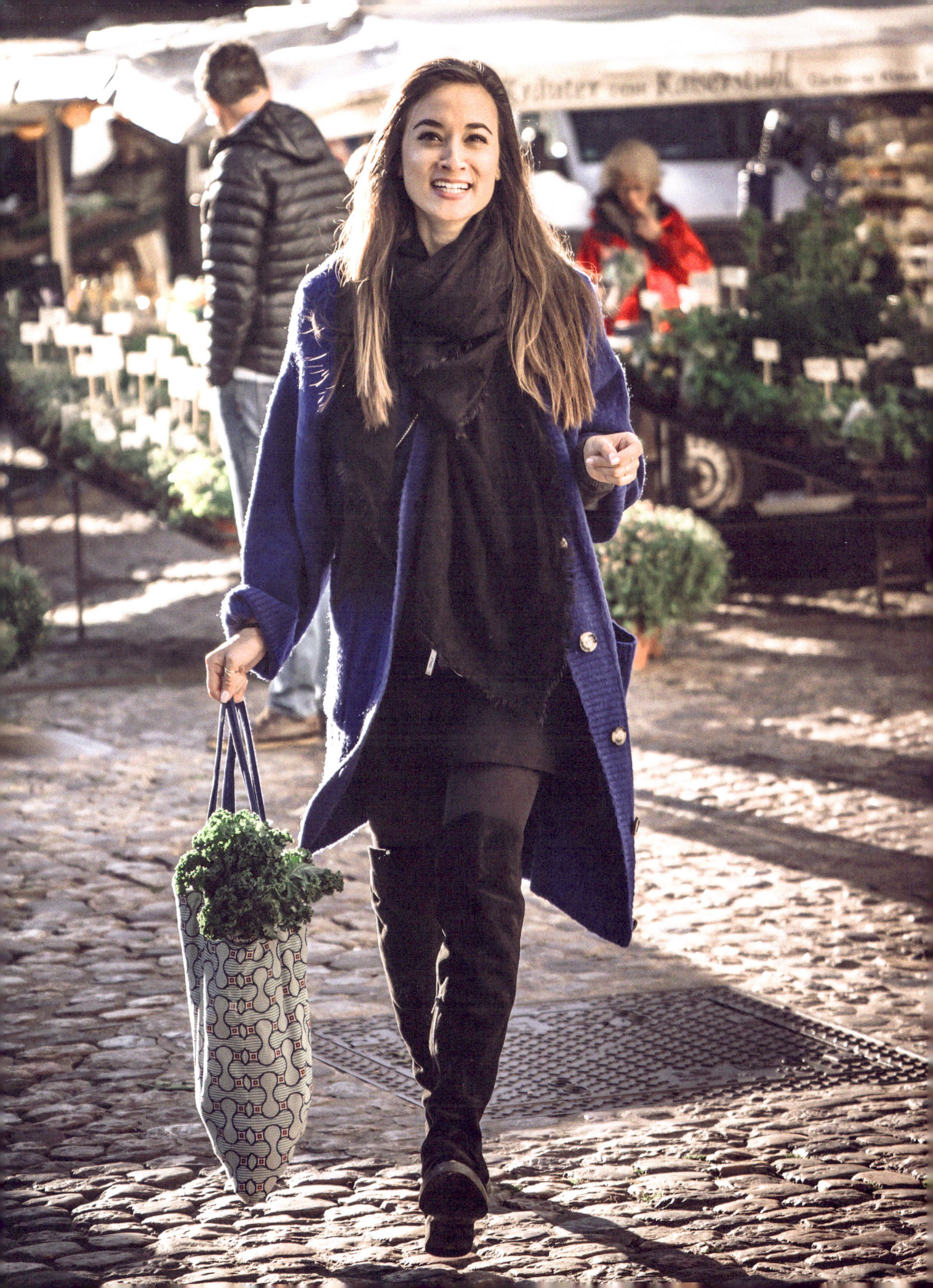

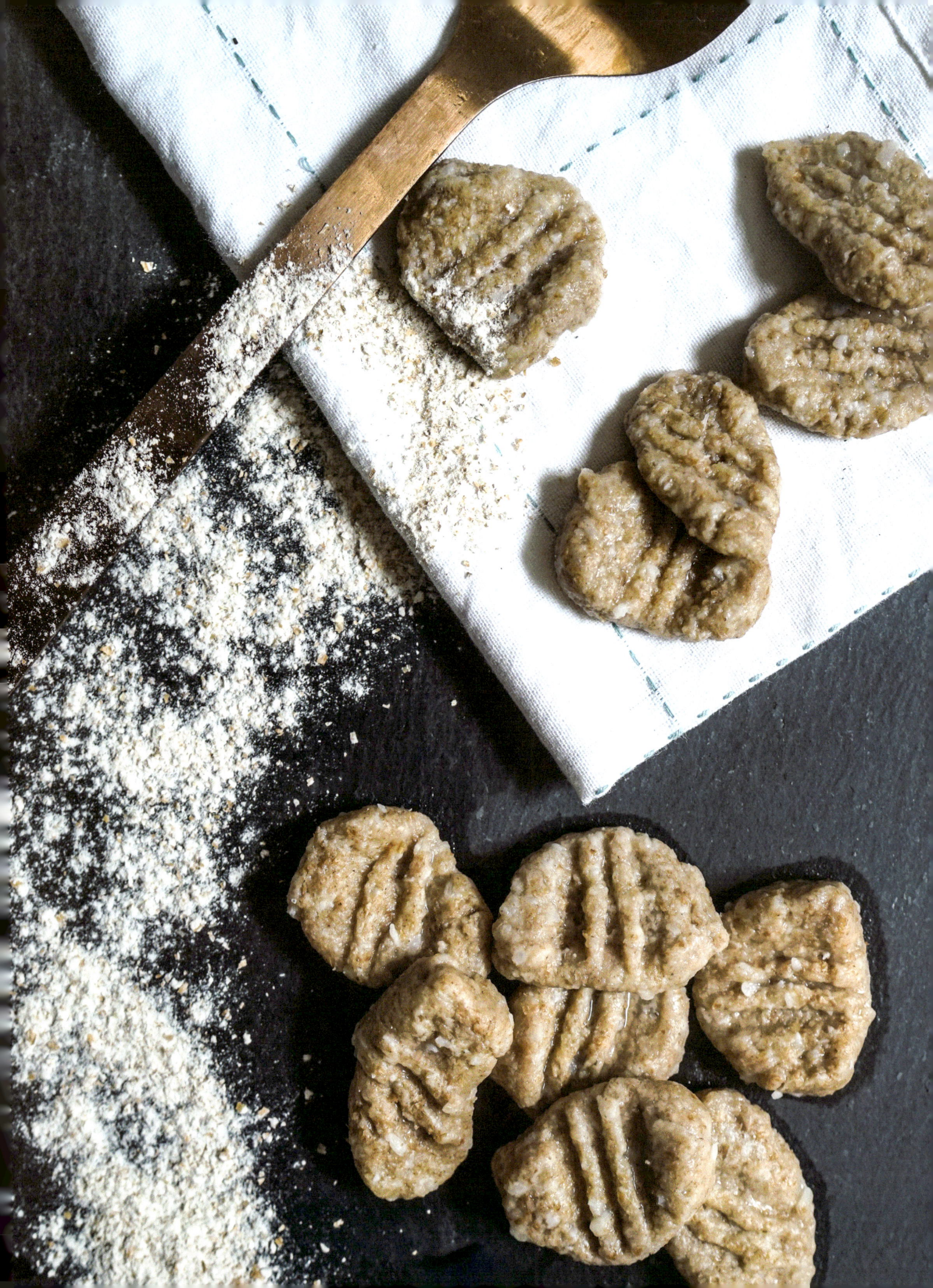

BLUMENKOHL-GNOCCHI

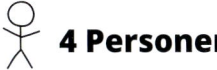 4 Personen   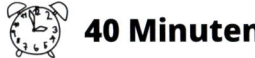 40 Minuten   vegetarisch

Zutaten:
400 g ungekochter Blumenkohl
(gekocht 350 g Blumenkohl)
300 g Weizenvollkornmehl
100 g Dinkelvollkornmehl
2 Eigelb
Salz
Extra Mehl zum Verkneten

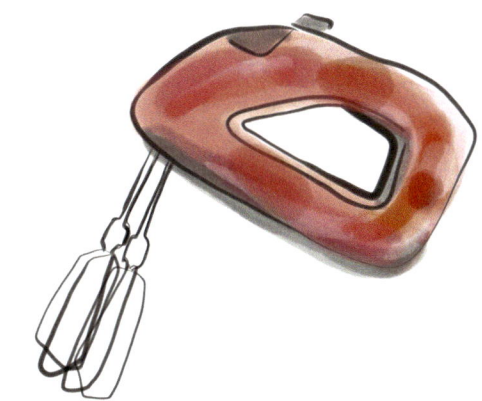

Den Blumenkohl im Wasser ca. 20 Minuten weich kochen.

Anschließend mit einem Stampfer zu Brei drücken. Mit dem Eigelb, Salz und den zwei Mehlen gut verkneten und für ca. 10 Minuten ruhen lassen.

Den entstandenen Teig zu einer langen, schmalen Rolle formen und in ca. 1 cm dicke Stücke schneiden. Diese Stücke entweder zu Bällchen formen oder mit einer Gabel flach drücken.

Die Gnocchi-Rohlinge in kochendes, gesalzenes Wasser geben und kochen lassen, bis die fertigen Gnocchi an der Oberfläche schwimmen. Die Gnocchi können dann mithilfe eines Schöpflöffels aus dem Wasser geholt werden.

Abschließend werden die Gnocchi gemeinsam mit der gewünschten Soße serviert.

Kalorien pro Portion: 401 Kcal - Kohlenhydrate: 65 g - Fett: 6 g - Eiweiß: 16 g

INDONESISCHES TEMPEH

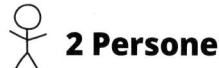 2 Personen   10 Minuten   vegan

Zutaten:

- 200 g Tempeh (Reformhaus)
- 30 ml Kecap Manis (dunkle, süße Sojasoße; alternativ 30 ml dunkle Sojasoße mit 2 EL Rohrohrzucker/Kokosblütenzucker einkochen)
- 15 g Kokosblütenzucker
- 1 EL Tomatenmark
- 20 g Erdnüsse
- 5 EL helle Sojasoße
- 1 TL Sambal Oelek
- Etwas Frühlingszwiebel
- 1 Schalotte
- 1 Knoblauchzehe
- 1 fingerdickes Stück Ingwer
- 1 EL natives Kokosöl
- (Bei Bedarf: 1/2 TL Maisstärke)

Das Tempeh in mundgerechte Stücke schneiden.

Die Schalotten, den Knoblauch und den Ingwer schälen und möglichst klein schneiden.

Alle flüssigen Zutaten - ausgenommen das Kokosöl - in eine kleine Schale geben und miteinander verrühren.

Den Knoblauch, den Ingwer und die Schalotten scharf im Kokosöl anbraten. Dann das Tempeh und die Erdnüsse dazugeben und von allen Seiten knusprig anbraten.

Alles mit der hergestellten Soßenmischung ablöschen und bei mittlerer Hitze für ca. 2-3 Minuten einkochen.

Zusammen mit frischem Gemüse und duftendem Jasminreis servieren.

Kalorien pro Portion: 402 Kcal - Kohlenhydrate: 30 g - Fett: 20 g - Eiweiß: 23 g

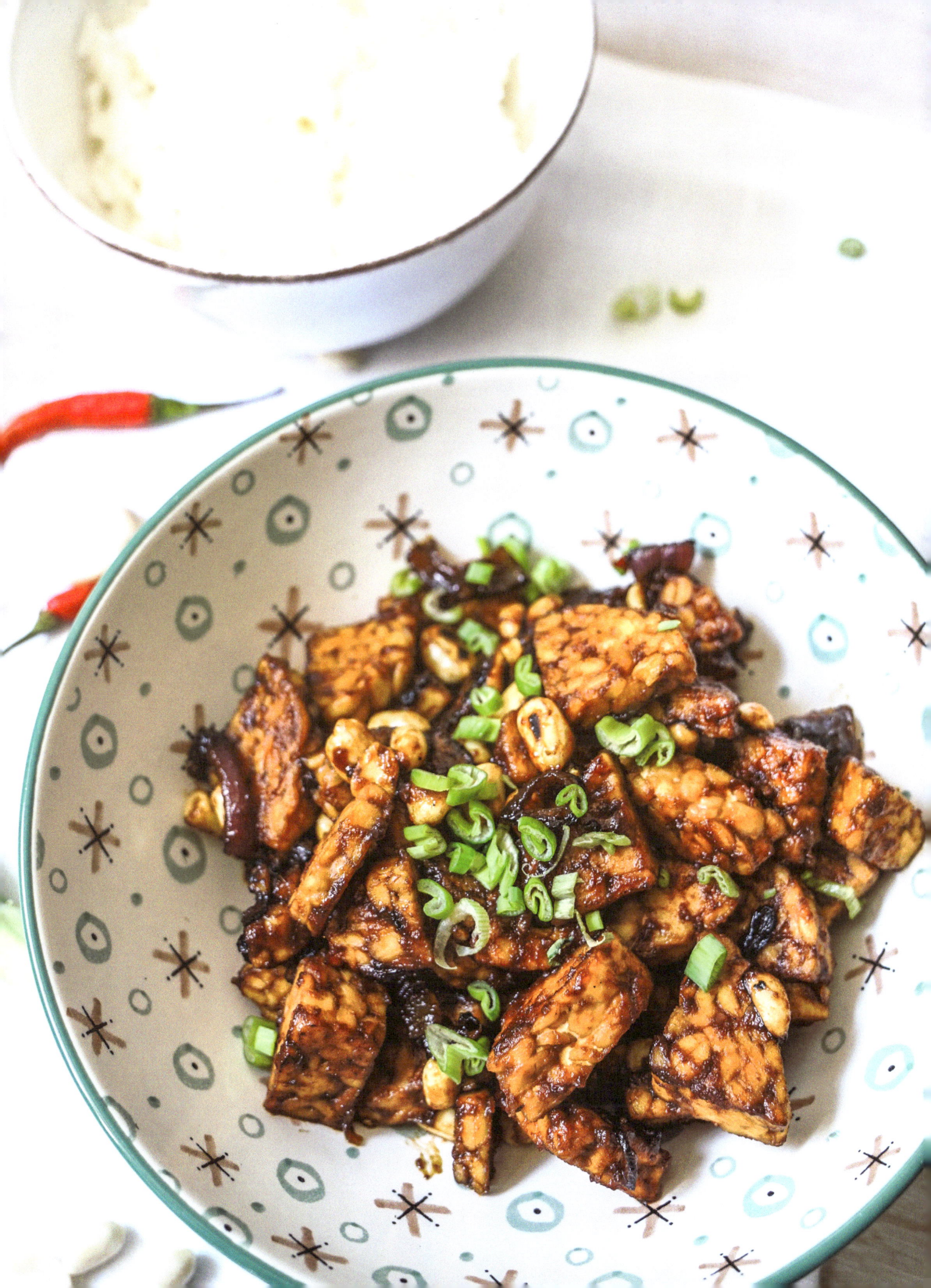

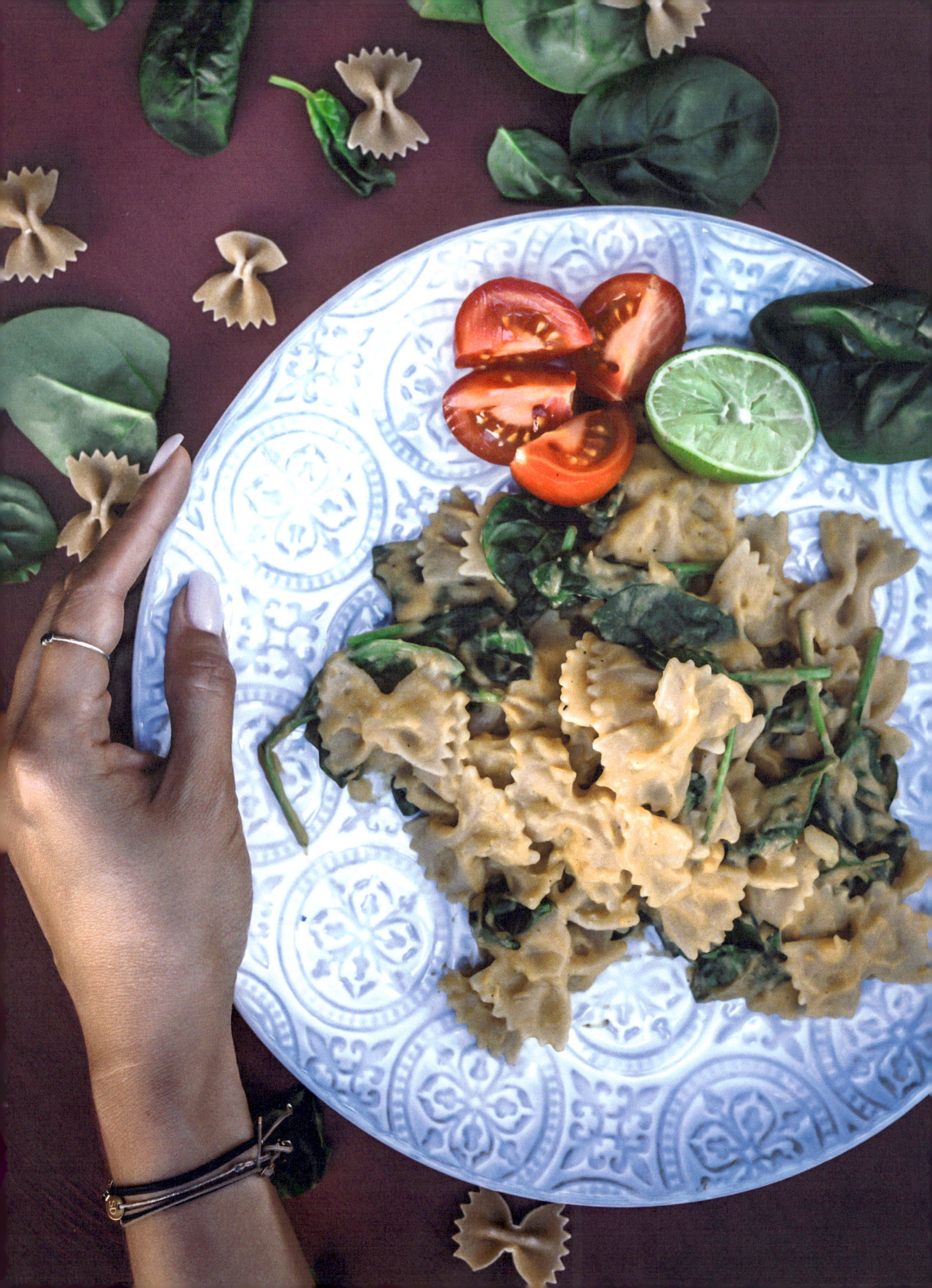

CHEDDAR-NUDELPFANNE

 3 Personen   90 Minuten   vegan

Zutaten:

250 g Vollkorn-Farfalle (alternativ Nudeln nach Wahl)
150 g gekochte Kartoffel; Kartoffeln schälen, würfeln und in ausreichend Wasser gar kochen)
200 g gebackene Süßkartoffeln (bei 175 Grad Ober-/Unterhitze 50-60 Minuten in den nicht vorgeheizten Backofen geben)

50 g Baby-Blattspinat
40 g Hefeflocken ohne Salz
100 ml vom Nudelwasser
10 g Knoblauch
1 EL Rapsöl
Salz, Pfeffer, Muskatnuss
Saft einer Zitrone

Die Nudeln entsprechend der Verpackungsanleitung gar kochen.

Das Öl in einer Pfanne erhitzen und den Knoblauch darin anbraten. Anschließend die gewürfelten Süßkartoffeln und Kartoffeln in die Pfanne geben. Alles mit Nudelwasser ablöschen, mit einem Pürierstab fein pürieren und vom Herd nehmen.

Die „Käsesoße" wird dann mit Muskatnuss, Salz, Pfeffer, Hefeflocken und Zitronensaft abgeschmeckt.

Die fertigen Nudeln mit der „Käsesoße" und dem Baby-Blattspinat vermischen und servieren.

Kalorien pro Portion: 491 Kcal - Kohlenhydrate: 81 g - Fett: 6 g - Eiweiß: 20 g

AUBERGINEN-RÖLLCHEN

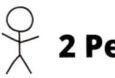 2 Personen   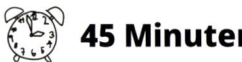 45 Minuten   vegetarisch

Zutaten:
- 180 g Aubergine
- 180 g Zucchini
- 500 g passierte Tomaten
- 265 g schwarze Bohnen (Dose)
- 20 g Knoblauchzehen
- 150 g gekochter Vollkornreis (ca. 80 g ungekocht)
- 180 g Schafskäse light
- 100 ml Weißwein
- 1 Handvoll Basilikum
- 1 EL Rapsöl
- 1 EL Honig
- Salz, Pfeffer

Die Zucchini und Aubergine in ca. 2 mm dünne Scheiben schneiden.

Die Scheiben bei 150 Grad Umluft für 10 Minuten in den Backofen geben, bis diese sich leicht rollen lassen.

Das Öl in einer Pfanne erhitzen und die zerkleinerte Knoblauchzehe darin scharf anbraten.

Anschließend die schwarzen Bohnen, den Honig und den Reis dazugeben. Mit dem Wein ablöschen und aufkochen lassen. Abschließend die passierten Tomaten dazugeben und mit Salz, Pfeffer und Basilikum würzen.

Jeweils immer eine Zucchinischeibe und eine Auberginenscheibe übereinanderlegen und einen der Länge nach zerteilten Schafskäsestreifen in die Mitte legen. Die Scheiben zu einem Päckchen einrollen. Mit allen Scheiben so verfahren.

Die fertigen Röllchen in eine Auflaufform geben, mit der Soße übergießen und für 30 Minuten bei 175 Grad Ober-/Unterhitze in den Backofen geben.

Kalorien pro Portion: 675 Kcal - Kohlenhydrate: 80 g - Fett: 15 g - Eiweiß: 34 g

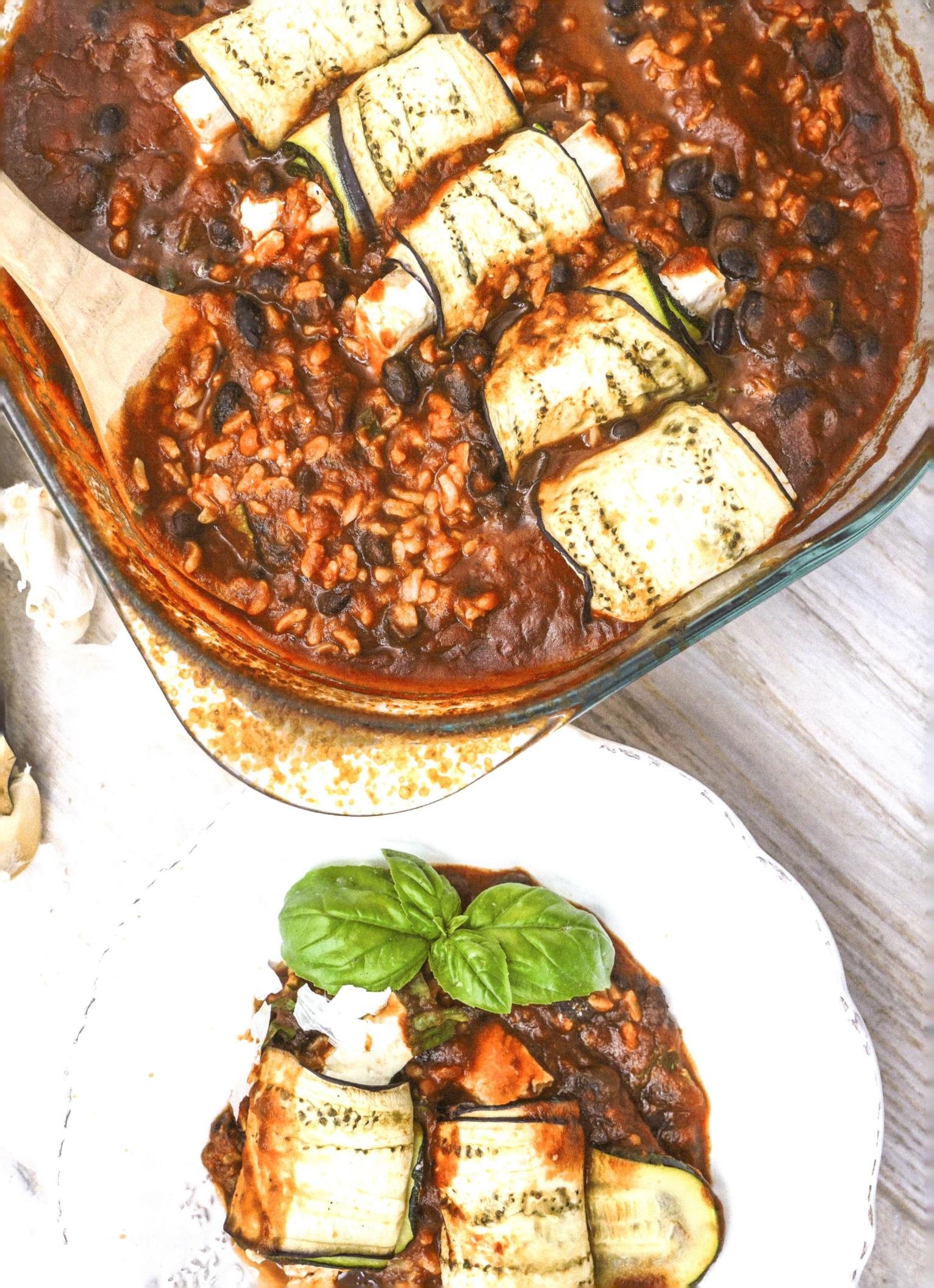

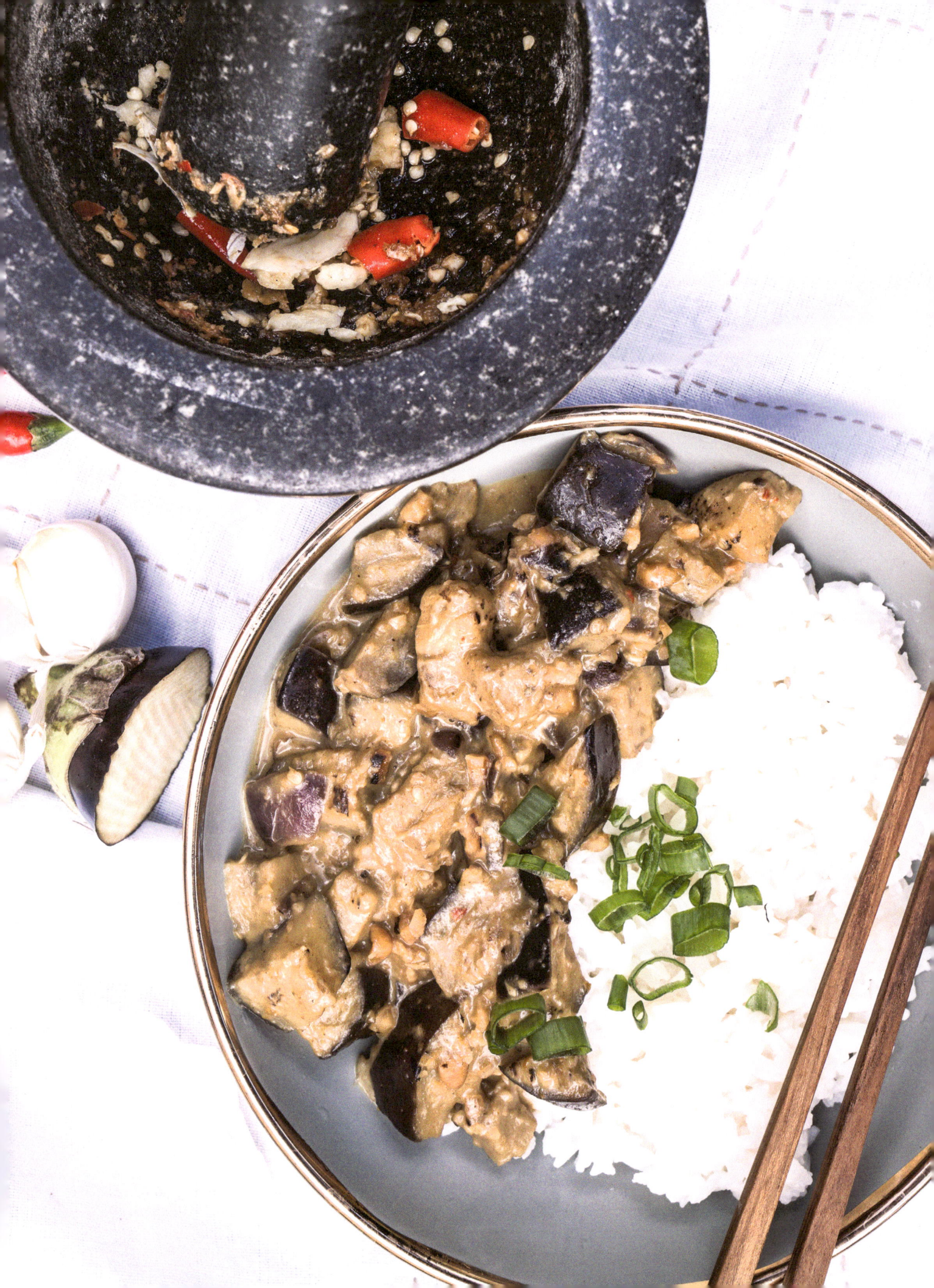

MALAYISCHE AUBERGINE

 3 Personen   30 Minuten   vegan

Zutaten:

Für die Beilage:
150 g Aubergine
2 mittelgroße Zwiebeln
150 ml Kokosmilch
100 ml Wasser
4 EL Sojasoße
2 EL Erdnüsse
2 EL Rapsöl
1 EL Kokosblütenzucker

2 Knoblauchzehen
10 g Ingwer
1 Chilischote

Für den Reis:
150 g Jasminreis
350 ml Wasser
100 ml Kokosmilch

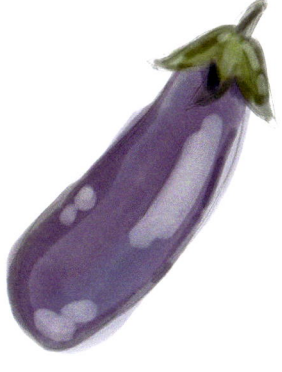

Den gewaschenen Jasminreis mit 250 ml des Wassers in einem geschlossenen Topf zum Kochen bringen. Anschließend die Hitze auf die niedrigste Stufe reduzieren und weiter bei geschlossenem Topf köcheln lassen, bis fast keine Flüssigkeit mehr übrig ist. Dann kann das restliche Wasser für den Reis gemeinsam mit der Kokosmilch unter Rühren dazugegeben werden. Erneut den Topf schließen und weiter auf niedrigster Stufe köcheln, bis der Reis gar ist (bei Bedarf hin und wieder umrühren). Während der Reis köchelt, können die Aubergine und die Zwiebeln in mundgerechte Würfel zerkleinert werden. Die Chilischote, den geschälten Ingwer, den geschälten Knoblauch, die Erdnüsse und den Kokosblütenzucker in einen Mörser geben und zu einer Paste zerkleinern. Nun können die Auberginen- und Zwiebelwürfel mit dem Öl in einer Pfanne scharf angebraten werden. Sobald die Auberginen goldbraun geworden sind, wird die hergestellte Chilipaste in die Pfanne gegeben und anschließend mit der Kokosmilch und dem Wasser abgelöscht.

Alles einmal aufkochen lassen und bei mittlerer Hitze unter ständigem Rühren für 15-20 Minuten köcheln lassen. Sobald die Flüssigkeit verkocht ist und ein schöner, dickflüssiger Sud entstanden ist, kann alles mit der Sojasoße abgeschmeckt und mit dem Kokosreis serviert werden.

Kalorien pro Portion: 503 Kcal - Kohlenhydrate: 54 g - Fett: 26 g - Eiweiß: 11 g

KARTOFFEL-SPINAT-TARTE

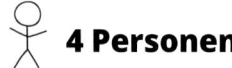 4 Personen   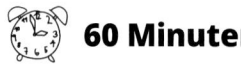 60 Minuten   vegetarisch

Zutaten:
600 g Kartoffeln
(500 g geschält)
200 g frischer Spinat
250 g Magerquark
50 ml Milch

3 Eier
75 g fettarmer Schafskäse
2 EL Rapsöl
10 g Knoblauch
Salz, Pfeffer, Muskatnuss

Die Kartoffeln schälen und in ca. 2 mm dicke Scheiben schneiden.

Die Kartoffelscheiben werden dann in einer beschichteten Pfanne mit der Hälfte des Öls angeröstet.

Anschließend werden die Scheiben mit einem Papiertuch trocken getupft und in eine Kuchenform gelegt (ca. 24 cm Durchmesser). Dabei sollte darauf geachtet werden, dass die Scheiben überlappend verteilt werden, sodass ein lückenloser Kartoffelboden entsteht. Auch ein Tarterand sollte gelegt werden.

Den Spinat zerkleinern und mit dem restlichen Öl und dem klein geschnittenen Knoblauch in derselben Pfanne für 2 Minuten anbraten.

Währenddessen werden der Magerquark, die Milch und die Eier mit einem Schneebesen in einer Schüssel verrührt.

Abschließend können der zerbröselte Schafskäse und der gekochte Spinat in die Quarkmischung gegeben werden. Alles großzügig mit Salz, Pfeffer und Muskat abschmecken.

Die Magerquark-Spinat-Masse in die Form schütten und das Ganze bei 175 Grad Umluft für 45 Minuten backen.

Kalorien pro Portion: 300 Kcal - Kohlenhydrate: 28 g - Fett: 11 g - Eiweiß: 20 g

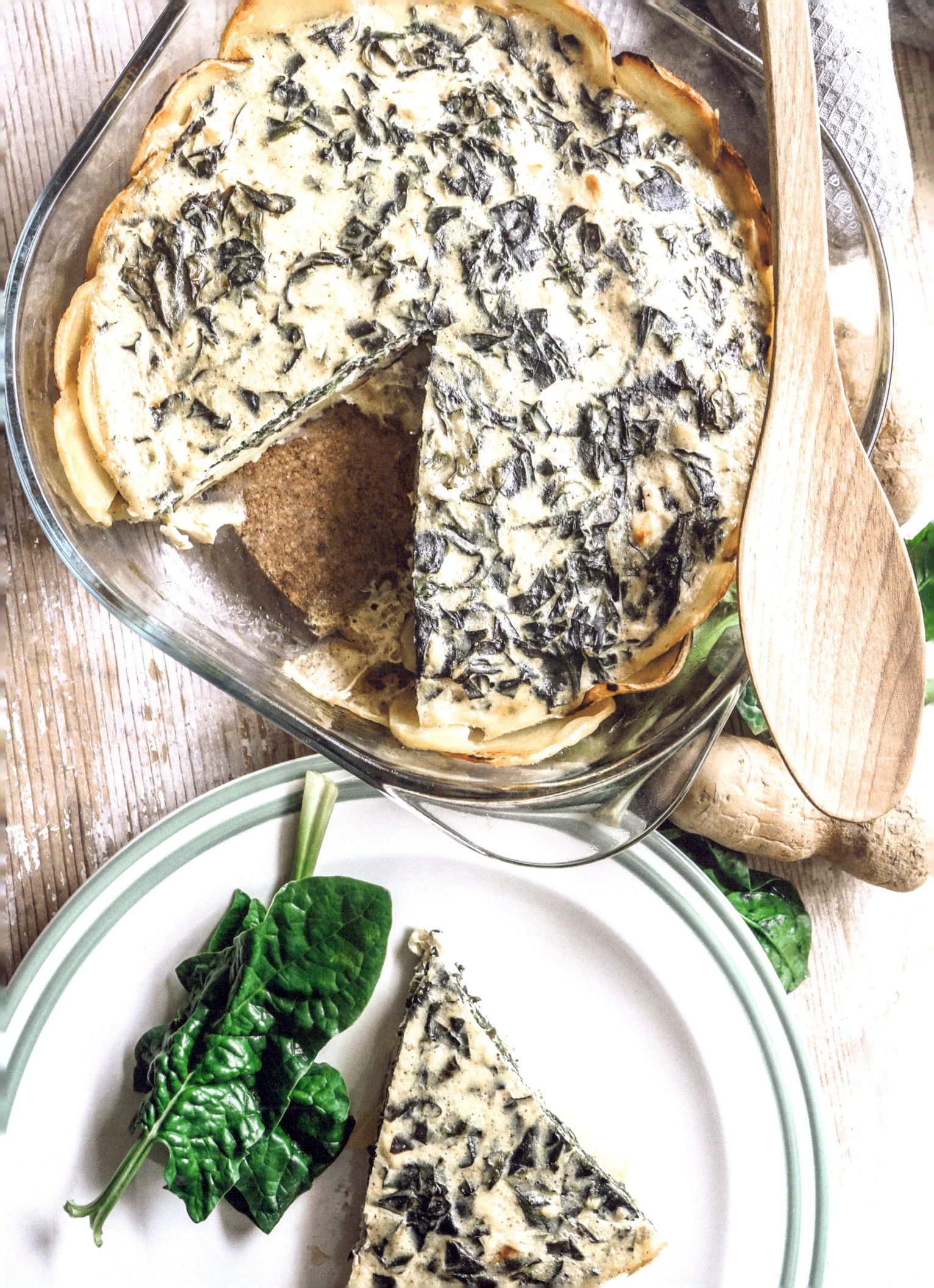

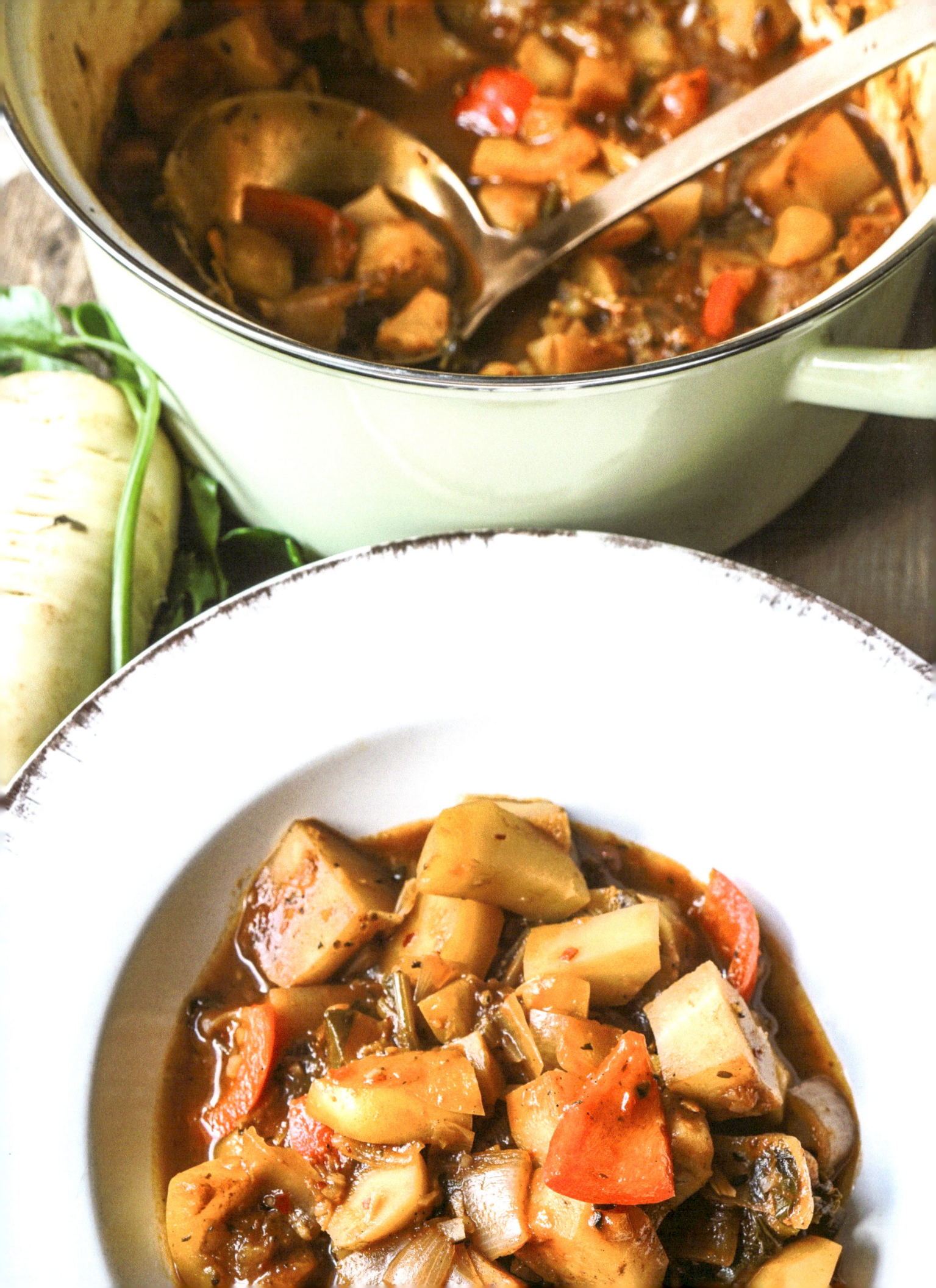

DAS BESTE GULASCH

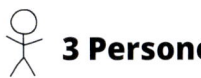 3 Personen   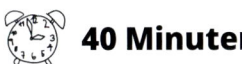 40 Minuten   vegan

Zutaten:
300 g geschälte Kartoffeln
150 g geschälte Pastinaken
150 g rote Paprika
150 g gelbe Paprika
400 ml Gemüsebrühe
125 ml Rotwein (vegan)
2 große Zwiebeln
1 EL Balsamico-Essig
2 EL Sojasoße

2 EL Rapsöl
1 TL Paprikapulver edelsüß
2 gehäufte TL Tomatenmark
1 Handvoll Petersilie
Etwas Majoran
1/2 TL Piment
4 Gewürznelken
Etwas Kümmel (nach Belieben)

Das Gemüse in mundgerechte Würfel schneiden und in dem erhitzten Öl anbraten.

Anschließend können die restlichen Zutaten in den Topf gegeben werden.

Zum Kochen bringen und bei mittlerer Hitze 15 Minuten im geschlossenen Topf köcheln lassen.

Abschließend den Deckel entfernen und weitere 15 Minuten im offenem Topf köcheln lassen.

Kalorien pro Portion: 396 Kcal - Kohlenhydrate: 50 g - Fett: 12 g - Eiweiß: 10 g

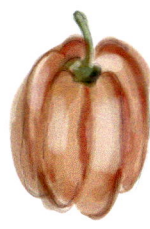

SPINAT-KNÖDEL

 3 Personen   35 Minuten   vegetarisch

Zutaten:

Für die Knödel:
3 Vollkornbrötchen
(ca. 230 g) vom Vortag
150 g Babyspinat
1 Zwiebel
120 g Harzer Käse
50 ml Milch
10 g Butter
2 Eier
Salz, Pfeffer, Muskatnuss
Bei Bedarf ca. 20-30 g
Semmelbrösel

Für die Soße:
150 g Champignons
2 EL selbstgemachte Gemüsebrühe (siehe Seite 116)
80 ml Weißwein
1 Zwiebel
100 ml Milch
10 g Butter
(bei Bedarf: 1/2 TL
Maisstärke)

Die Zwiebeln schneiden und kurz in der Butter anbraten. Anschließend den Babyspinat dazugeben. Für ca. 2-3 Minuten kochen (bis der Spinat in sich zusammenfällt). Mit Muskat und Salz großzügig abschmecken und die Pfanne vom Herd nehmen. Die Pfanne leicht abkühlen lassen und den Spinat mit den Eiern unter Zuhilfenahme eines Pürierstabs zerkleinern. Die Brötchen in Würfel schneiden. Die entstandene grüne Spinatmasse mit der Milch über das Brot geben und 10 Minuten einweichen lassen. Auch diese Mischung großzügig abschmecken und zunächst beiseite stellen. Nun die Champignons und die Zwiebel in Würfel schneiden und mit der Gemüsebrühe und der restlichen Butter anbraten. Alles mit Weißwein ablöschen. Abschließend würzen und die Milch darüber geben.

Alles einmal kurz aufkochen lassen und vom Herd nehmen (bei Bedarf die Maisstärke mit einem Schneebesen untermischen, damit die Soße andickt). Nun den Käse klein hacken und zusammen mit dem Knödelteig gut verkneten. Falls dieser noch zu feucht erscheint, etwas mehr Semmelbrösel dazugeben. Die Knödel in tennisballgroße Bälle formen (am besten mit nassen Händen, damit der Teig nicht an den Händen klebt) und in gesalzenes, kochendes Wasser geben. Die Hitze auf mittlere Stufe stellen und für ca. 15 Minuten köcheln lassen. Die Knödel mit einem Abseihlöffel aus dem Wasser fischen und gut abtropfen lassen.

Dann können die Knödel zusammen mit der Pilzsoße serviert werden.

Kalorien pro Portion: 383 Kcal - Kohlenhydrate: 36 g - Fett: 12 g - Eiweiß: 26 g

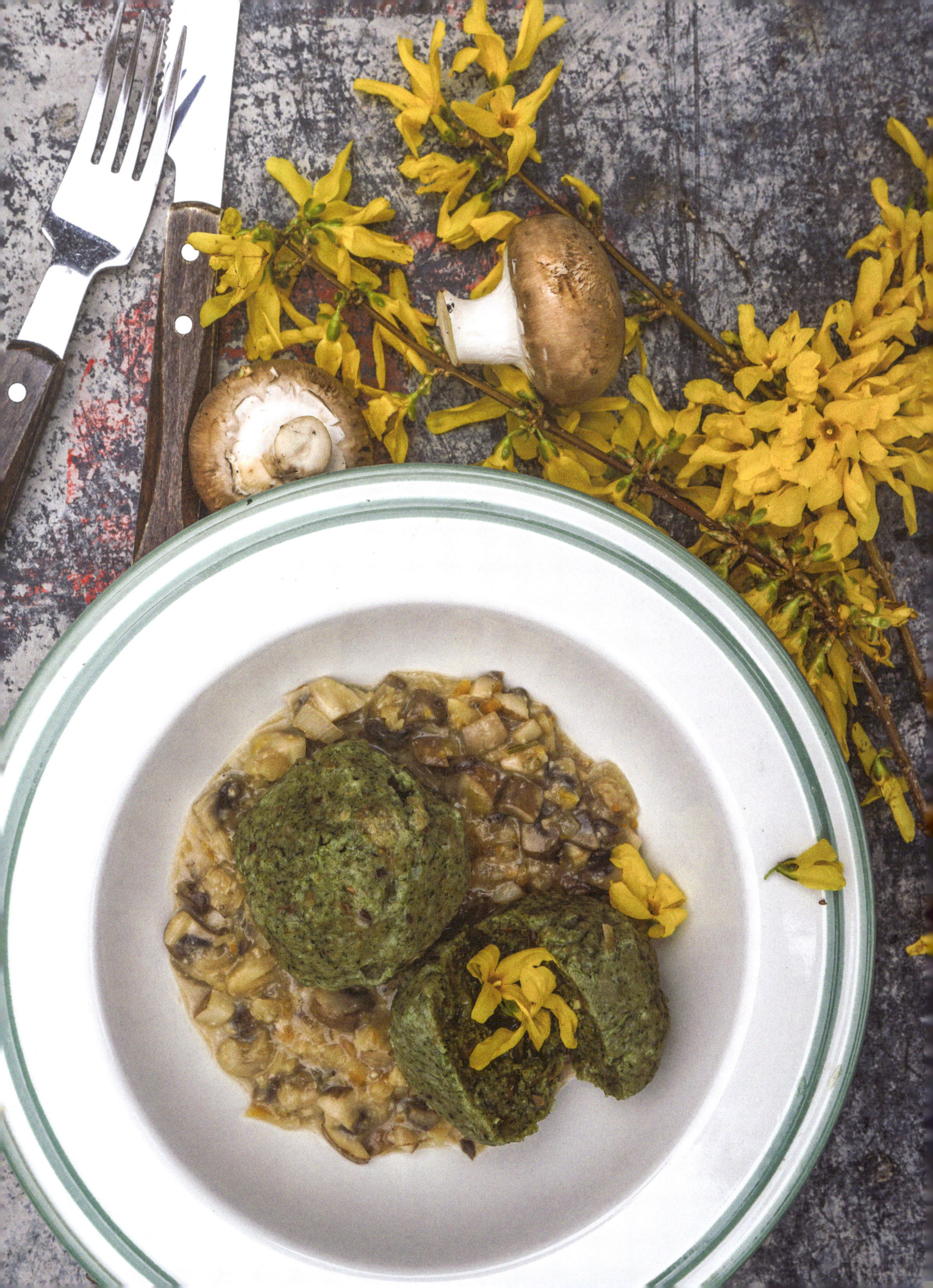

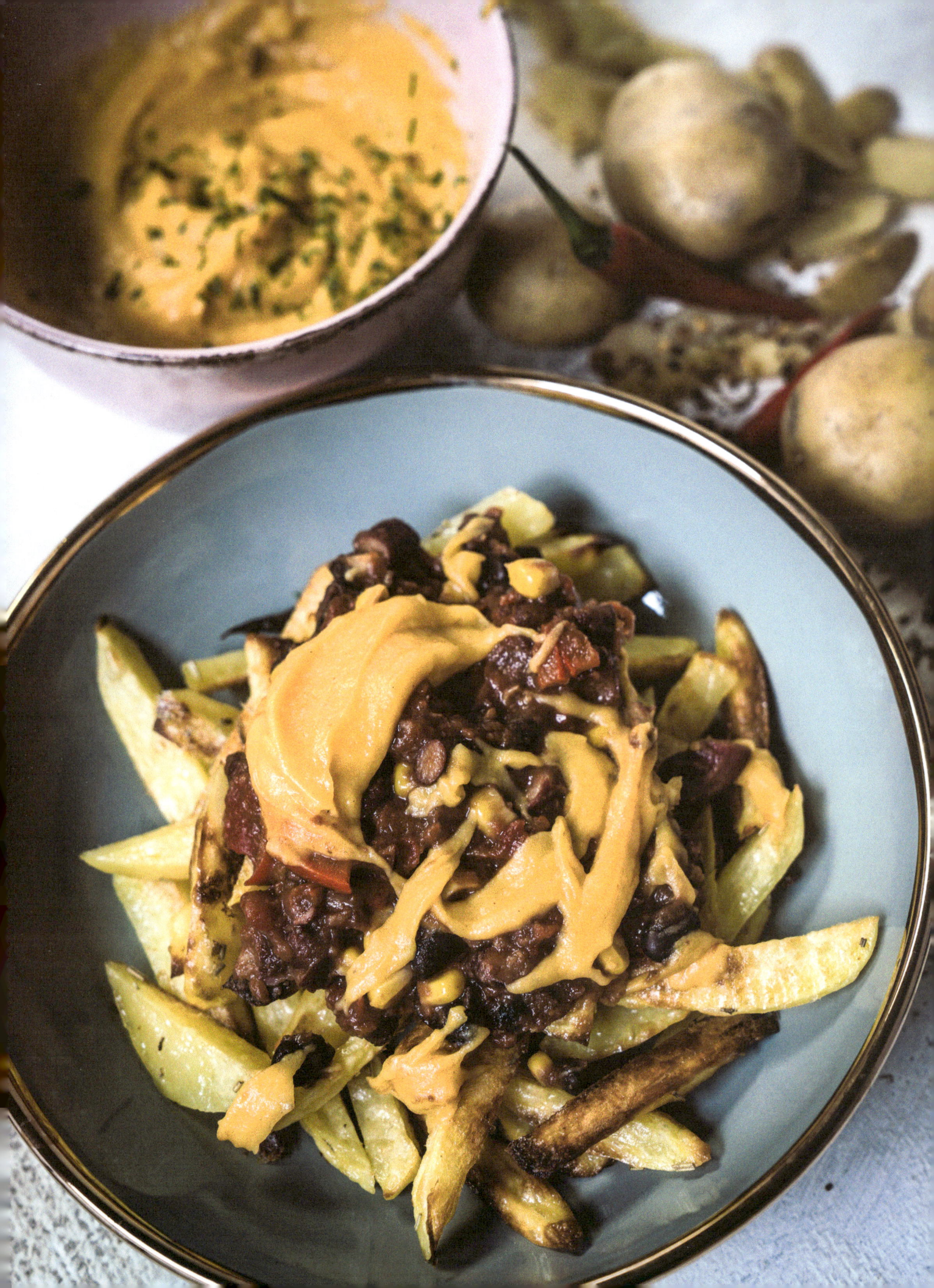

CHILI CHEESE FRIES

 4 Personen   40 Minuten   vegan

Zutaten:

Für die Fries:
800 g festkochende, mittelgroße Kartoffeln
1 EL Olivenöl
1 TL Salz
1/2 TL getrockneter Rosmarin

Für das Chili:
200 g Kidneybohnen (Dose)
150 g schwarze Bohnen (Dose)
80 g Mais (Dose)
400 g gestückelte Tomaten (Dose)
200 g Paprika
1 Knoblauchzehe
1 EL Rapsöl
1/2 TL Chilipulver
1 TL Paprikapulver
Salz und Pfeffer

Für den Käse:
150 g Süßkartoffeln
80 g Kartoffel
50 ml Hafermilch
20 g vegane Margarine
1 Knoblauchzehe
etwas Muskatnuss
Salz und Pfeffer

Zunächst werden die Fries zubereitet. Hierfür werden die Kartoffeln geschält und in dünne Stifte geschnitten. Anschließend mit der Olivenöl-Salz-Rosmarin-Mischung einreiben.

Anschließend kommen die Kartoffelstifte für 45-60 Minuten bei 250 Grad Ober-/Unterhitze in den Backofen, bis sie goldbraun werden.

Während die Kartoffelstifte im Backofen sind, werden die Süßkartoffeln und die Kartoffeln für den "Käse" vorbereitet. Auch diese werden geschält und dann in kochendes Wasser gegeben, bis sie gar sind. Dann kann das Wasser abgegossen und die Süßkartoffeln, Kartoffeln, sowie die anderen Zutaten für den "Käse" können in einen Behälter gegeben werden. Mithilfe eines Pürierstabes wird aus den Zutaten ein geschmeidiger, veganer Käse.

Für das Chili werden die Paprika und die Knoblauchzehe in kleine Stücke geschnitten. Es wird dann eine Pfanne erhitzt und der Knoblauch in dem Rapsöl scharf angebraten. Anschließend kommen die Kidneybohnen, die Paprika, die schwarzen Bohnen und der Mais in die Pfanne. Alles einmal gut durchrühren und die Gewürze dazugeben. Den Pfanneninhalt für ein paar Sekunden rösten und abschließend mit den gestückelten Tomaten ablöschen. Sobald die überschüssige Flüssigkeit der Tomaten verdampft ist, kann das Chili vom Herd genommen werden.

Die Fries gemeinsam mit dem Chili und dem veganen Käse servieren.

Kalorien pro Portion: 481 Kcal - Kohlenhydrate: 72 g - Fett: 10 g - Eiweiß: 15 g

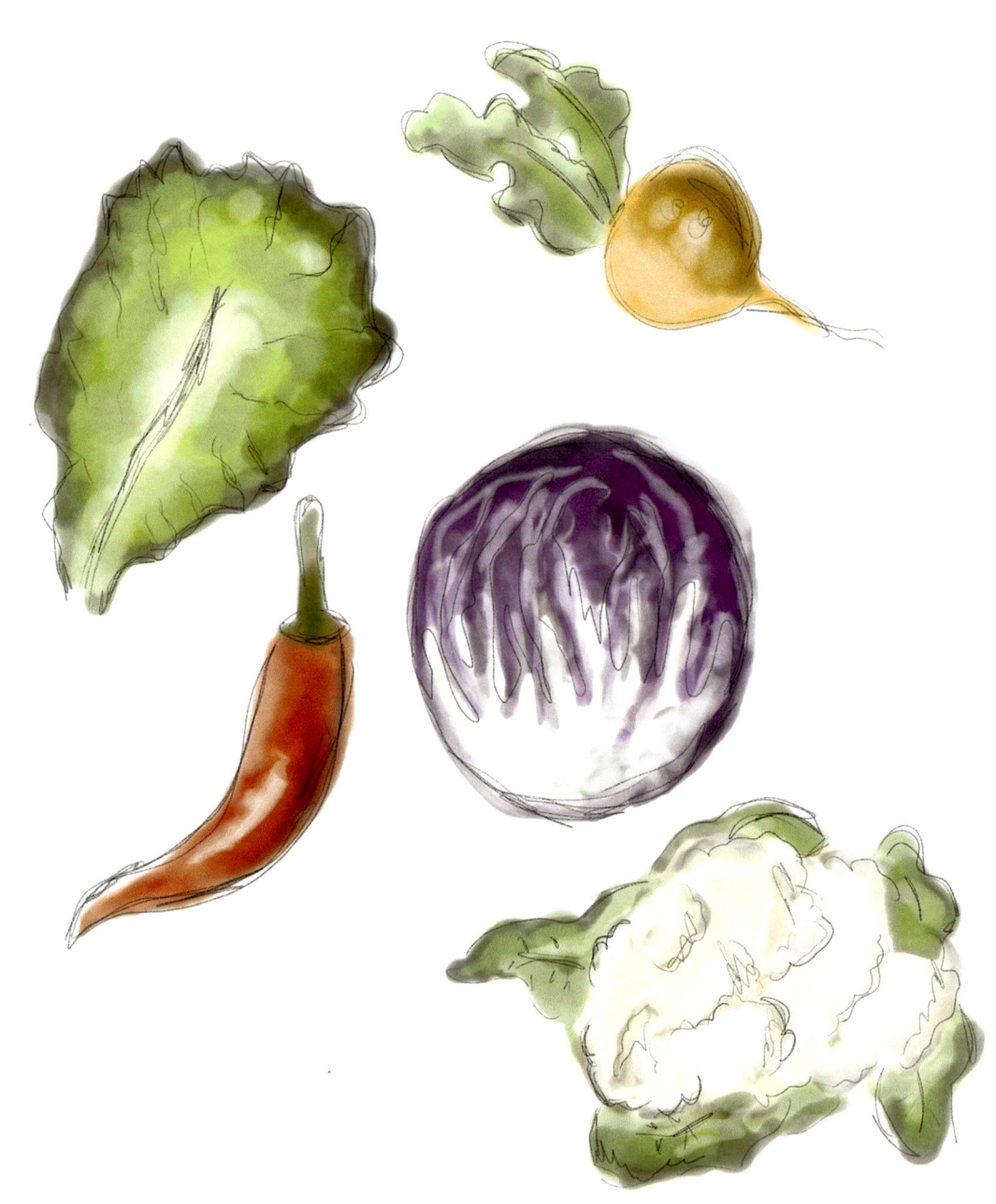

Grünzeug

PASTINAKEN-SALAT

 2 Personen   60 Minuten   vegan

Zutaten:
125 g geschälte Pastinaken
100 g geschälte Steckrüben
50 g Karotten
1 EL Olivenöl
1 EL Rapsöl
1 Knoblauchzehe
1 EL Ahornsirup
15 g geröstete Haselnüsse
150 g Grünkern
400 ml Wasser

30 g Babyspinat
Etwas frische Petersilie
1 Schalotte
2 EL Balsamico-Essig
1/2 TL getrockneter Thymian
Etwas Salz und Pfeffer
Etwas Kümmel (nach Belieben)

Die Pastinaken, Steckrüben und Karotten in kleine Würfel schneiden und mit dem Olivenöl, dem zerkleinerten Knoblauch und dem Ahornsirup vermengen. Anschließend mit Salz und dem Thymian verfeinern.

Das Gemüse auf einem Backblech verteilen und bei 190 Grad Ober-/Unterhitze für ca. 40 Minuten im Backofen goldbraun karamellisieren. Anschließend das Gemüse aus dem Backofen holen und zunächst beiseite stellen.

Den Grünkern gut abwaschen, in einem geschlossenen Topf mit Wasser zum Kochen bringen und anschließend für ca. 15 Minuten bei geringer Hitze weiter köcheln lassen. Sobald der Grünkern gar ist, kann das überschüssige Wasser abgegossen werden.

Die Zwiebeln in Scheiben schneiden und in einer Pfanne mit dem Rapsöl kurz anbraten. Die Hitze ausschalten und den Grünkern mit der zerrupften Petersilie dazugeben. Gut durchrühren und dann mit dem Babyspinat und dem Balsamico-Essig vermischen.

Zum Schluss wird das Ofengemüse mit dem restlichen Salat und den gerösteten Haselnüssen vermengt und serviert.

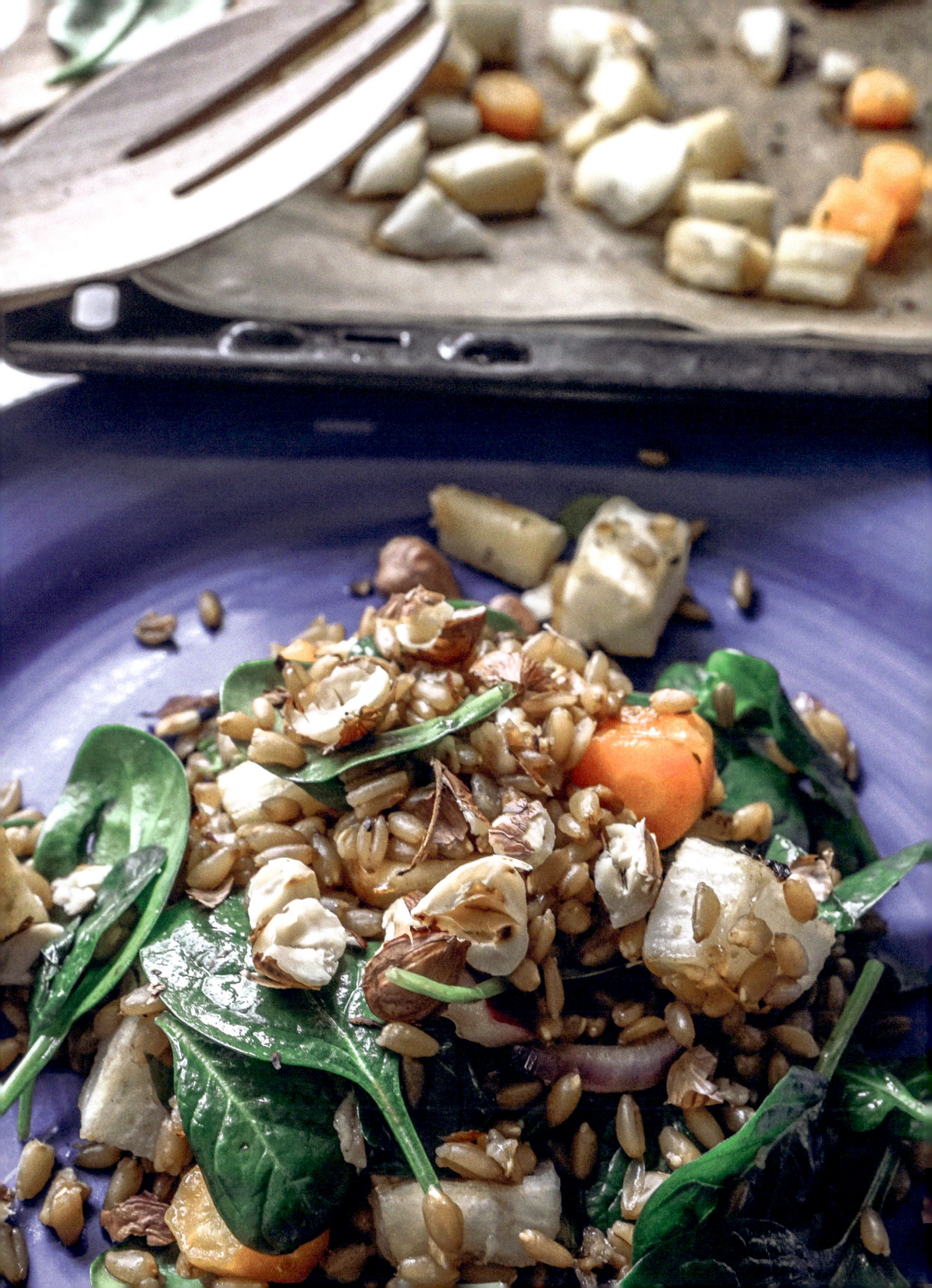

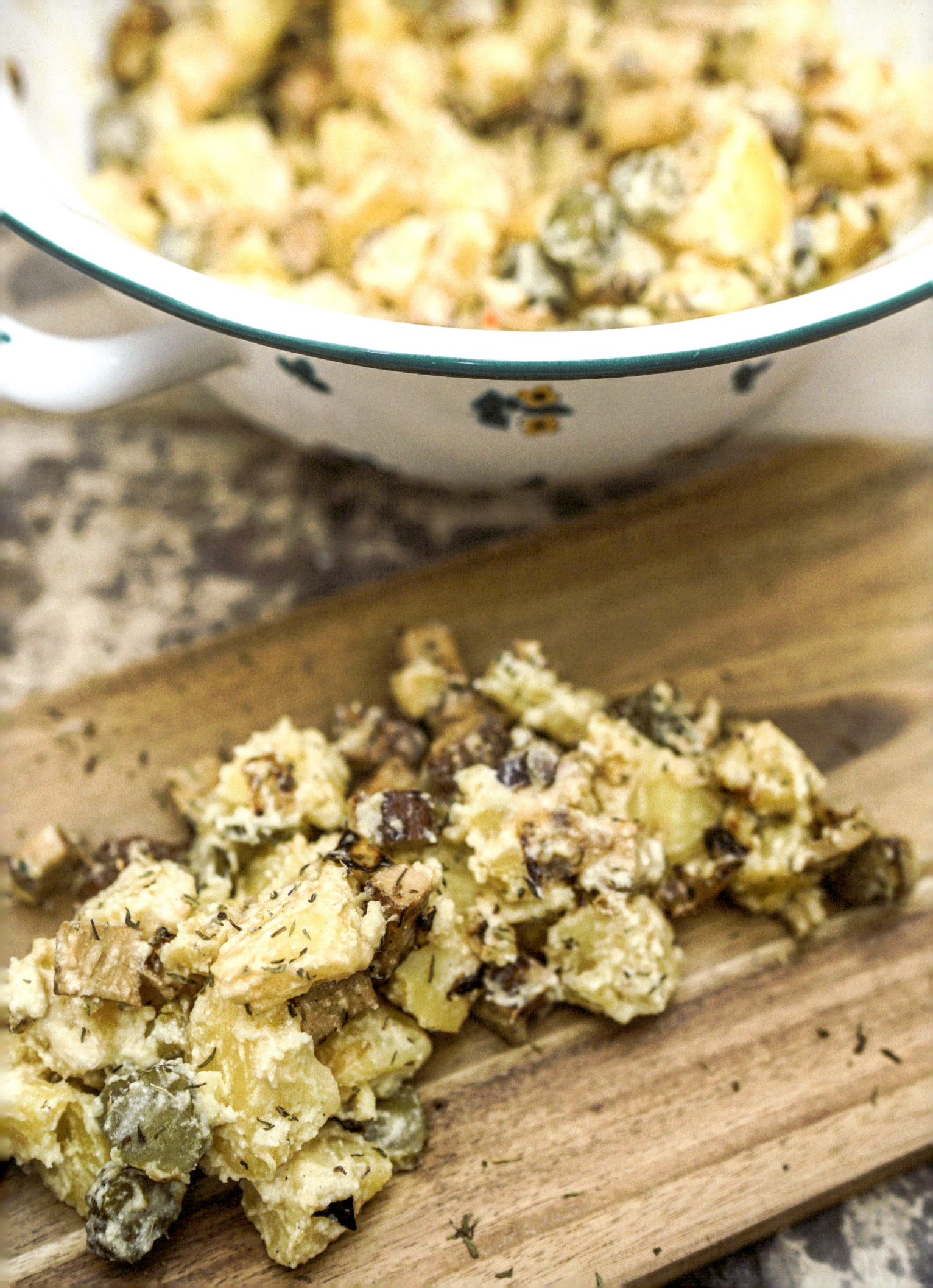

KARTOFFELSALAT

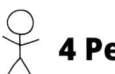 4 Personen 15 Minuten vegan

Zutaten:

1 kg ungeschälte Kartoffeln
(850 g geschälte und gekochte Kartoffeln, festkochend)
200 g geräucherter Tofu
60 g Cashewnüsse ungesalzen
2 große Zwiebeln
100 ml Wasser
1,5 EL Senf mittelscharf
1 EL Rapsöl
100 g eingelegte Essiggurken

4 EL Gurkensud
Saft von 1/2 Zitrone
Salz, Pfeffer, Muskatnuss

Falls ungekochte Kartoffeln verwendet werden, müssen diese zunächst in Wasser gekocht und geschält werden. Anschließend sollten die Kartoffeln etwas abkühlen.

Die Cashewnüsse, Wasser, Zitronensaft, Salz, Pfeffer, Muskatnuss und den Senf in einen Mixer geben und zu einer cremigen Sauce mixen.

Die Zwiebeln und den Tofu in feine Würfel schneiden, mit dem Rapsöl in der Pfanne anbraten und großzügig mit Salz und Pfeffer abschmecken.

Die eingelegten Gurken und die Kartoffeln in mundgerechte Stücke schneiden. Abschließend werden alle Zutaten mit dem Gurkensud und der Cashewsoße vermengt.

Kalorien pro Portion: 423 Kcal - Kohlenhydrate: 46 g - Fett: 16 g - Eiweiß: 20 g

SPARGELSALAT

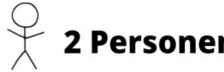 2 Personen 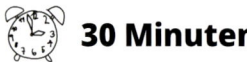 30 Minuten   vegan

Zutaten:
150 g Bauernbrot
(alternativ Mischbrot vom Bäcker)
300 grüner Spargel
300 g rote Erdbeeren
150 g Cocktailtomaten
2 EL Olivenöl
1 EL Rohrohrzucker
1 EL Walnussessig
Salz, Pfeffer

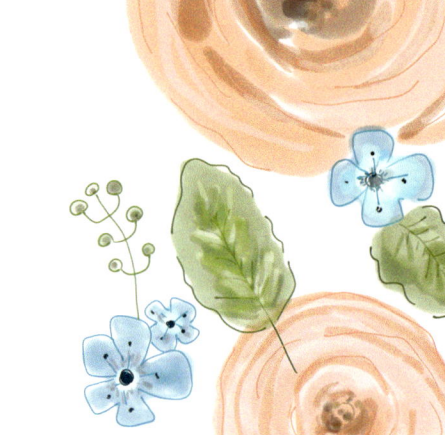

Den Spargel schälen und dann in ca. 3 cm lange Stücke schneiden.

Bauernbrot würfeln. Brot- und Spargelstücke auf ein Backblech legen und Olivenöl, Zucker und Pfeffer dazugeben. Das Backblech kann dann für ca. 20 Minuten bei 175 Grad Ober-/Unterhitze in den Backofen gegeben werden.

Die Tomaten und Erdbeeren klein schneiden und abschließend mit dem lauwarmen Gemüse und Brot vermengen.

Vor dem Servieren wird der Salat mit Pfeffer und Walnussessig abgeschmeckt.

Kalorien pro Portion: 362 Kcal - Kohlenhydrate: 51 g - Fett: 11 g - Eiweiß: 10 g

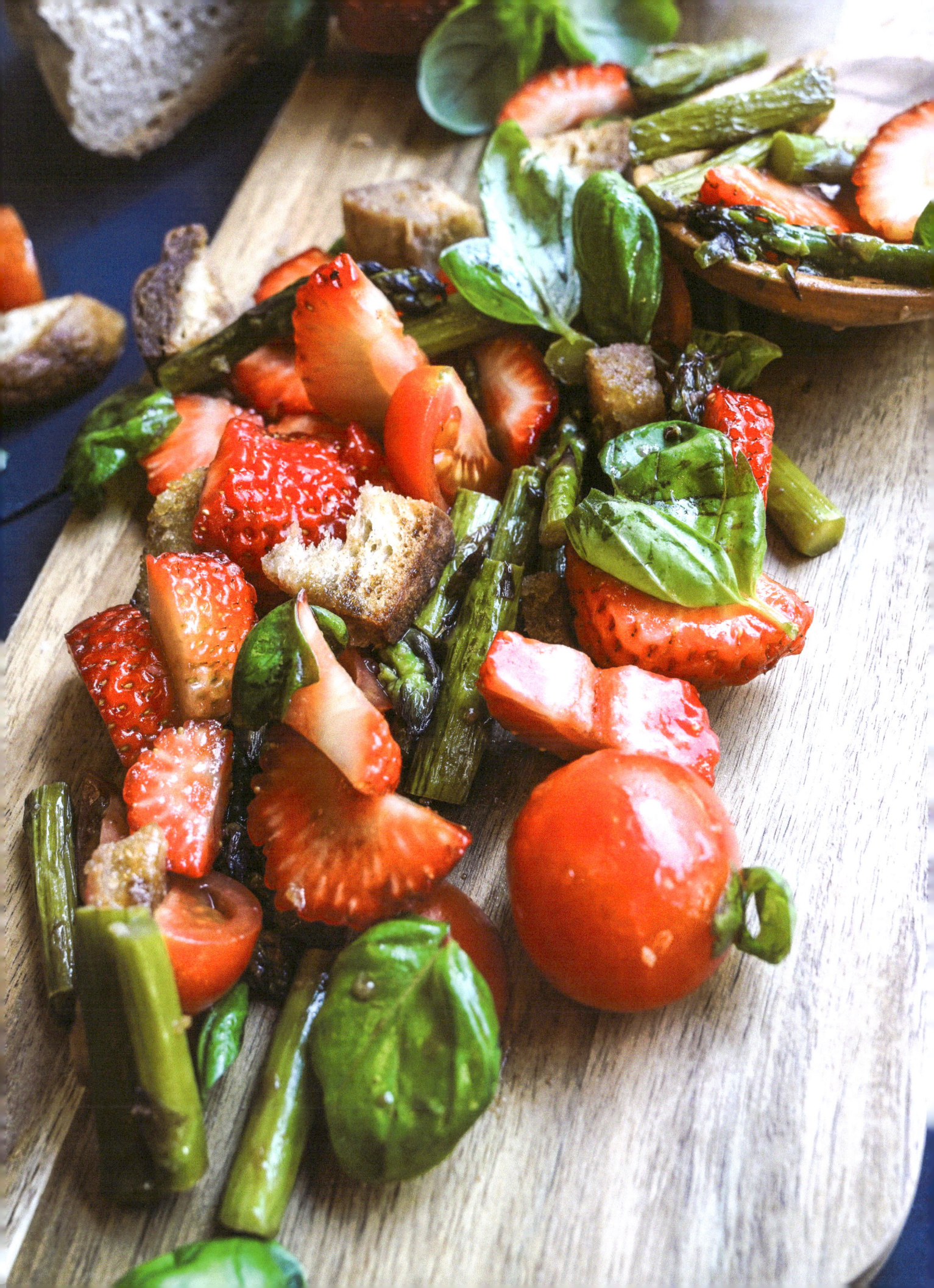

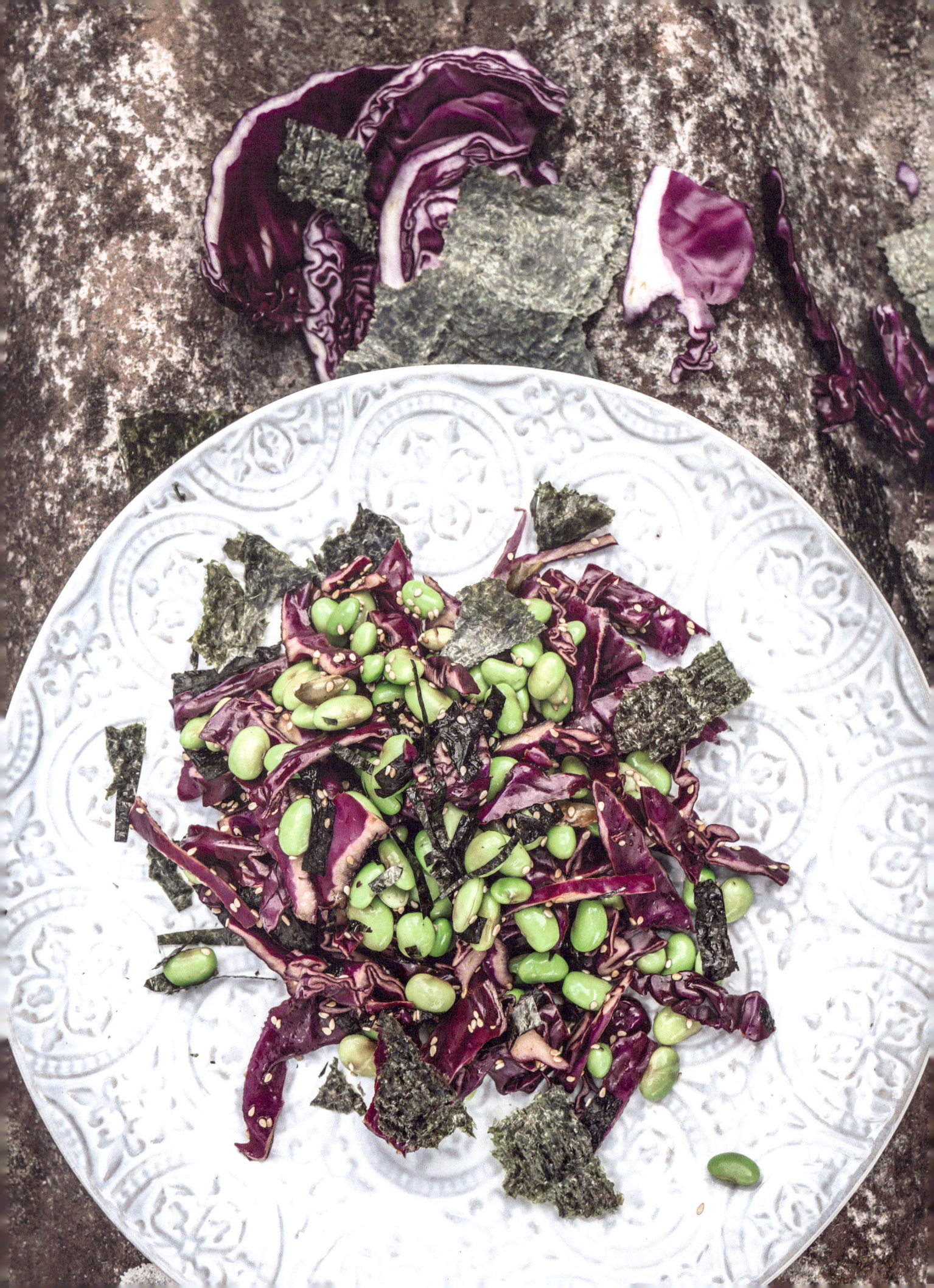

JAPANISCHER SALAT

 2 Personen   **10 Minuten**   **vegan**

Zutaten:
150 g gefrorene Edamamebohnen geschält (aus dem Asiashop)
100 g Rotkohl
2 TL Sesam
2 EL Mirin (Reiswein)
3 TL Reisessig
2 EL japanische Sojasoße
1/2 TL geröstetes Sesamöl
1 Nori-Blatt

Die gefrorenen Edamamebohnen mit kochendem Wasser übergießen und für ca. 5 Minuten stehen lassen. Dann kann das Wasser abgegossen und die Edamamebohnen weiterverarbeitet werden.
Den Rotkohl und das Nori-Blatt in möglichst dünne Streifen schneiden.

Die restlichen Zutaten werden zu dem Salatdressing verrührt.

Abschließend werden alle Zutaten in eine Salatschüssel gegeben und miteinander vermengt.

Kalorien pro Portion: 169 Kcal - Kohlenhydrate: 18 g - Fett: 8 g - Eiweiß: 12 g

SALATDRESSING

Asiatisch
50 ml Gemüsebrühe
3 EL Olivenöl
2 EL geröstetes Sesamöl
2 EL Reiswein-Essig
10 g klein geschnittener Knoblauch
5 g klein geschnittener Ingwer
1 EL Honig

Griechisch
50 g fettarmer Joghurt
50 ml Buttermilch
10 g klein geschnittener Knoblauch
1 TL Dijon-Senf
1 TL Honig
Etwas frische Petersilie und Dill
Saft von 1/2 Zitrone
Salz und Pfeffer

Honig-Senf
50 ml Gemüsebrühe (alternativ Wasser)
5 EL Olivenöl
2 EL Apfelessig
2 TL Dijon-Senf
2 TL Honig
Salz und Pfeffer
Saft von 1/2 Zitrone

Italienisch
50 ml Gemüsebrühe (alternativ Wasser)
20 g geraspelter Parmesan
10 g Knoblauch (klein geschnitten)
5 EL Olivenöl
2 EL Rotwein-Essig
10 Basilikumblätter, fein gehackt
Etwas getrockneter Oregano
1 EL Ahornsirup
Salz und Pfeffer

Orientalisch
50 ml Gemüsebrühe (alternativ Wasser)
2 EL Sesampaste
Saft von 1 Limette
2 EL Ahornsirup
1 TL Kümmel
Salz und Pfeffer

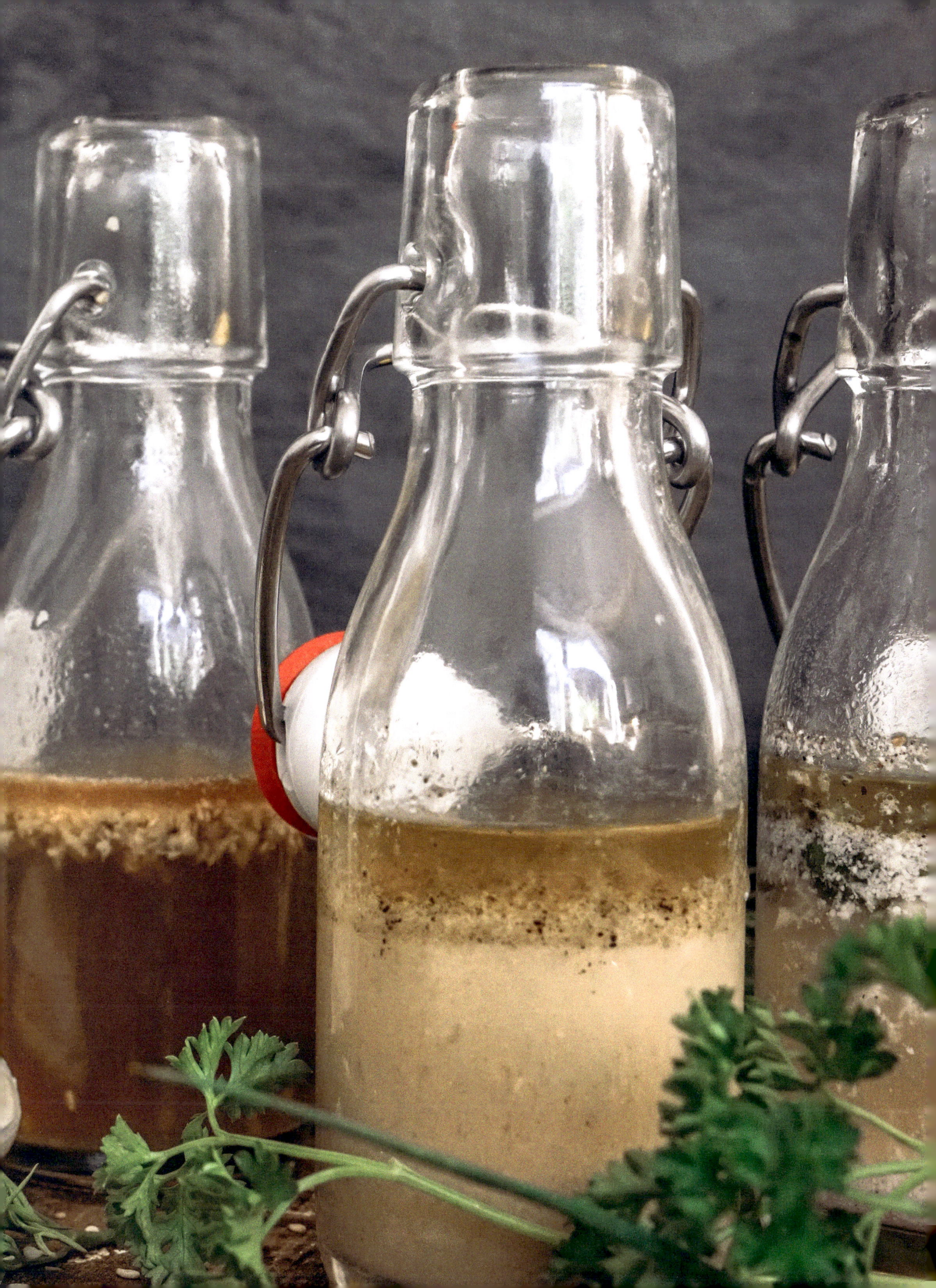

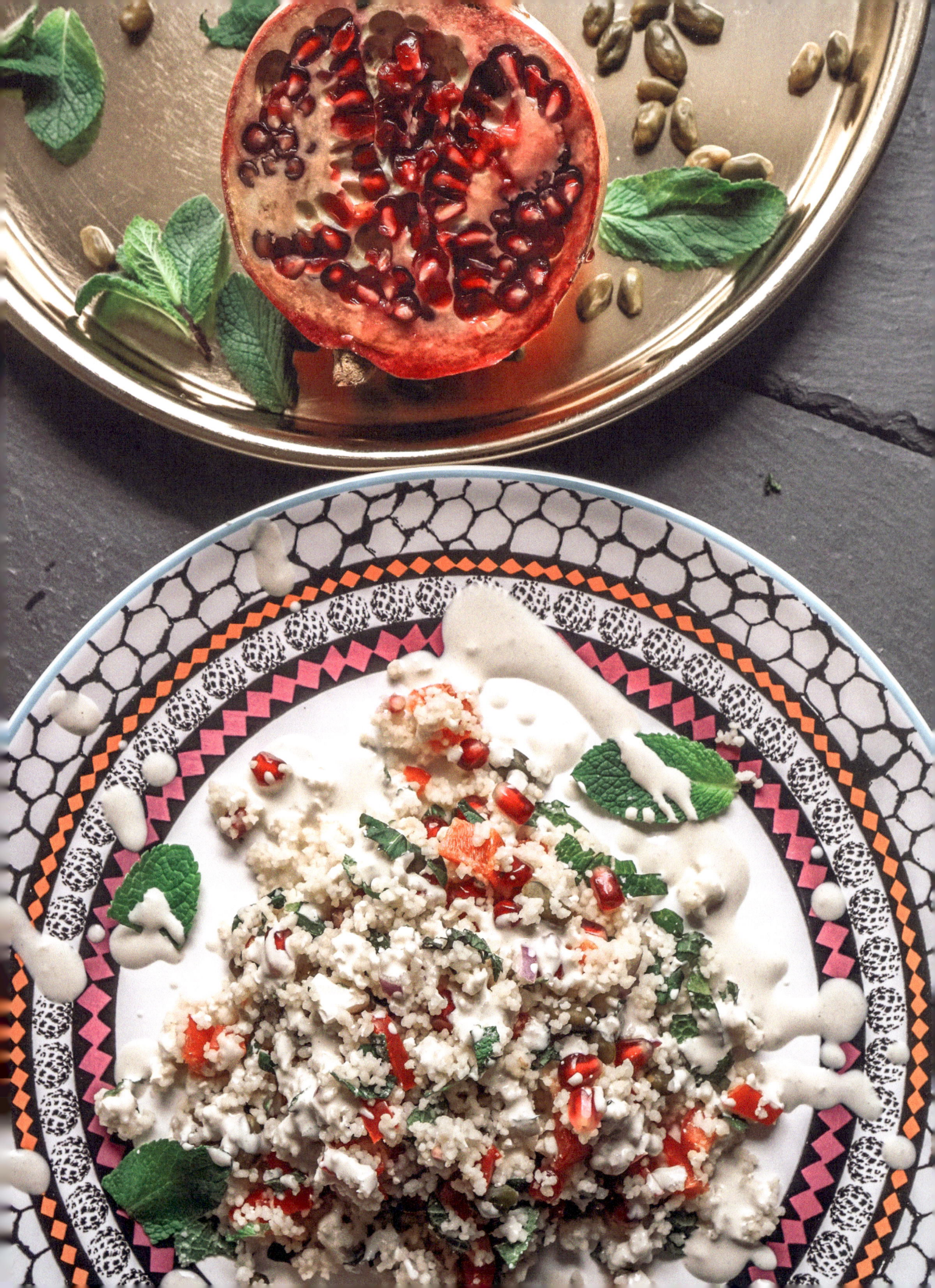

COUSCOUS-SALAT

 2 Personen   15 Minuten   vegetarisch

Zutaten:
100 g Couscous
200 ml Wasser
50 g rote Paprika
30 g rote Zwiebel
70 g Granatapfelkerne
(ca. 1/2 Granatapfel)
75 g fettarmer Ziegenkäse
25 g Pistazien
20 g frische Minze
Saft von 1/2 Zitrone

2 TL Tahin (Sesampaste) gemischt mit 3 EL warmem Wasser
Salz und Pfeffer

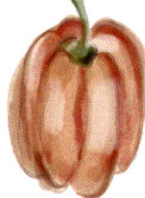

Couscous mit kochendem Wasser übergießen und für ca. 10 Minuten quellen lassen. Danach sollte der Couscous gut abkühlen.

Die Zwiebel und die Paprika in kleine Würfel schneiden.

Die Minze in dünne Streifen hacken.

Das zerkleinerte Gemüse mit der Minze, den Granatapfelkernen und den Pistazien vermischen. Den Ziegenkäse mit den Händen zerbröseln und ebenfalls zum Gemüse geben.

Den erkalteten Couscous mit der Sesampaste unter das Gemüse heben und mit dem Zitronensaft verfeinern. Abschließend mit Salz und Pfeffer abschmecken.

Kalorien pro Portion: 464 Kcal - Kohlenhydrate: 47 g - Fett: 22 g - Eiweiß: 17 g

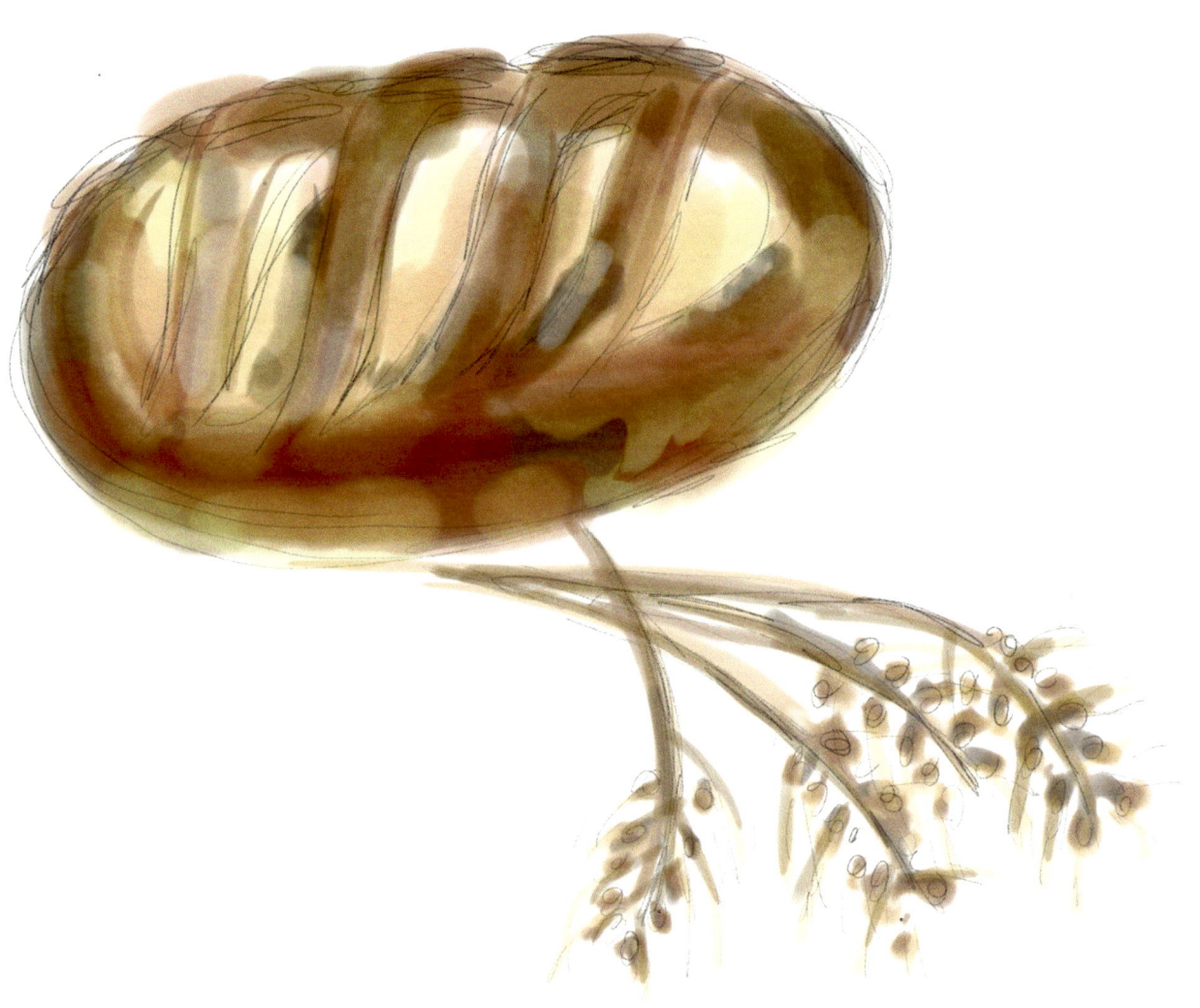

Back- stube

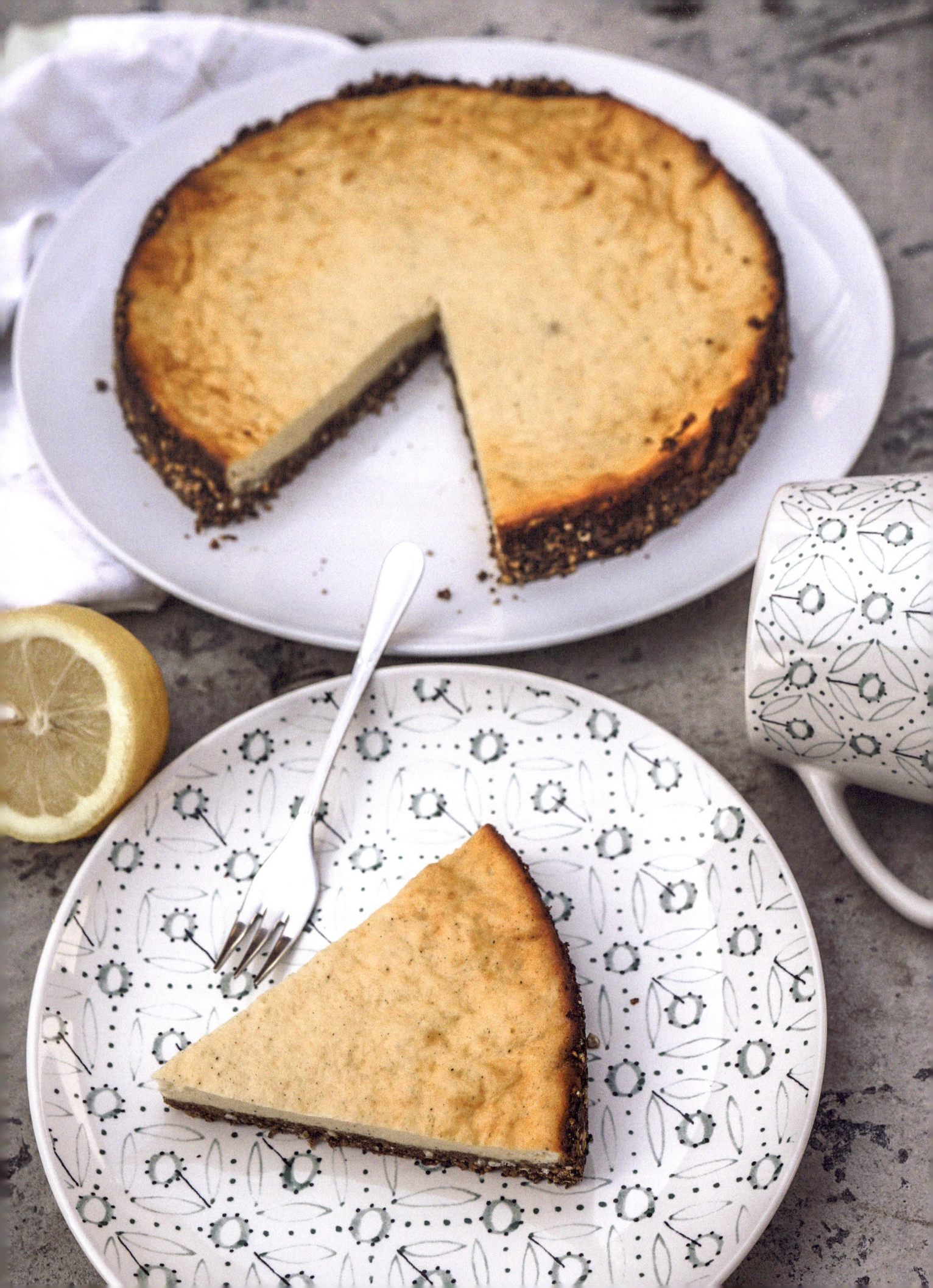

MAMAS KÄSEKUCHEN

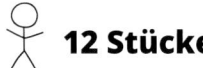 12 Stücke   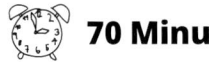 70 Minuten   vegetarisch

---

Zutaten:

Für den Teig:
120 g zarte Haferflocken
50 g Buchweizen
120 g Medjool-Datteln
40 g natives Kokosöl
30 g entöltes Haselnussmehl
(alternativ Haselnüsse)
2 EL Ahornsirup

Für die Füllung:
400 g Magerquark
100 g Xylit
3 Eier (M)
1 Packung (37g) Vanille-
pudding
60 ml Milch
1/2 Zitrone (Saft und Abrieb)
Messerspitze Bourbonvanille
Prise Salz

Alle Zutaten für den Teig in eine Küchenmaschine geben und zerkleinern (Achtung: Kokosöl muss flüssig sein).

Eine Springform (26 cm Durchmesser) mit etwas Kokosöl einfetten und den Teig in die Springform geben. Mit den Fingern festdrücken und ca. 4 cm am Rand hochdrücken.

Den Teig für 10 Minuten bei 175 Grad Ober-/Unterhitze in den vorgeheizten Backofen geben.

Währenddessen werden die Zutaten für die Füllung mit einem Schneebesen zu einer homogenen Masse verquirlt.

Den gebackenen Kuchenboden aus dem Backofen holen und die Füllung darauf gießen.

Abschließend den Kuchen erneut für 45-50 Minuten bei 175 Grad Ober-/Unterhitze auf der mittleren Stufe backen.

Kalorien pro Stück: 202 Kcal - Kohlenhydrate: 30 g - Fett: 6 g - Eiweiß: 8 g

SÜßKARTOFFEL-BROWNIE

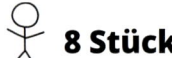 8 Stück   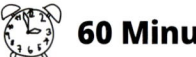 60 Minuten   vegetarisch

Zutaten:
Für den Teig:
340 g gebackene Süßkartoffel
210 g Dinkelvollkornmehl
60 g Honig
40 g natives Kokosöl
3 Eier
1 Messerspitze Bourbon Vanille
30 g Backkakao
1 TL Backpulver
Prise Salz
Für die Ganache:
40 g Zartbitter-Kuvertüre
100 g Kokosmilch (nur den dickflüssigen Teil verwenden)

Tipp

Kokosmilch eine halbe Stunde in den Kühlschrank stellen und anschließend die dickflüssige Masse an der Oberfläche abschöpfen.

Zunächst die großen Süßkartoffeln samt Schale bei 250 Grad Ober-/Unterhitze für 1 Stunde in den vorgeheizten Backofen geben (bei kleineren Knollen lediglich 30 Minuten).

Das Süßkartoffelfleisch anschließend von der Schale entfernen und mit dem Honig, der Hälfte des Kokosöls und den Eiern gemeinsam pürieren.

Währenddessen können die trockenen Zutaten (Mehl, Vanille, Kakao, Backpulver und Salz) vermengt werden.

Die feuchte Mischung kann dann mit der trockenen in einer großen Schüssel verrührt werden.

Die Backform mit dem restlichen, zerlassenen Kokosöl einfetten und bei 175 Grad Ober-/Unterhitze für ca. 17 Minuten in den Backofen geben.

Während der Teig im Backofen ist, kann die Ganache zubereitet werden.

Dafür wird die Schokolade im Wasserbad geschmolzen und anschließend mit der Kokosmilch vermischt.

Den fertigen Brownie-Teig aus dem Backofen holen und abkühlen lassen. Dann kann die Ganache auf den Brownies verteilt werden.

Am besten schmecken die Brownies, wenn sie über Nacht in den Kühlschrank gestellt werden.

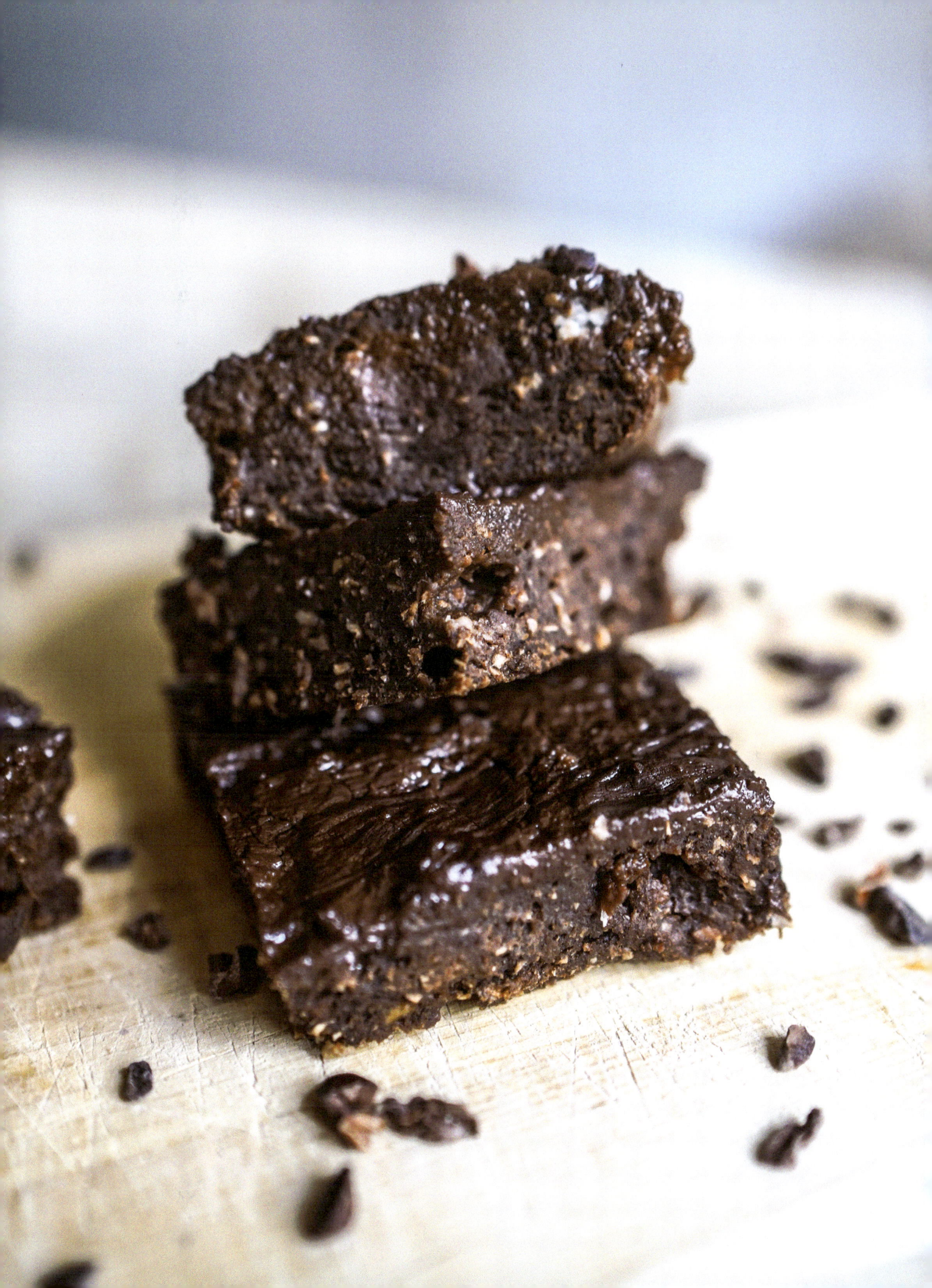

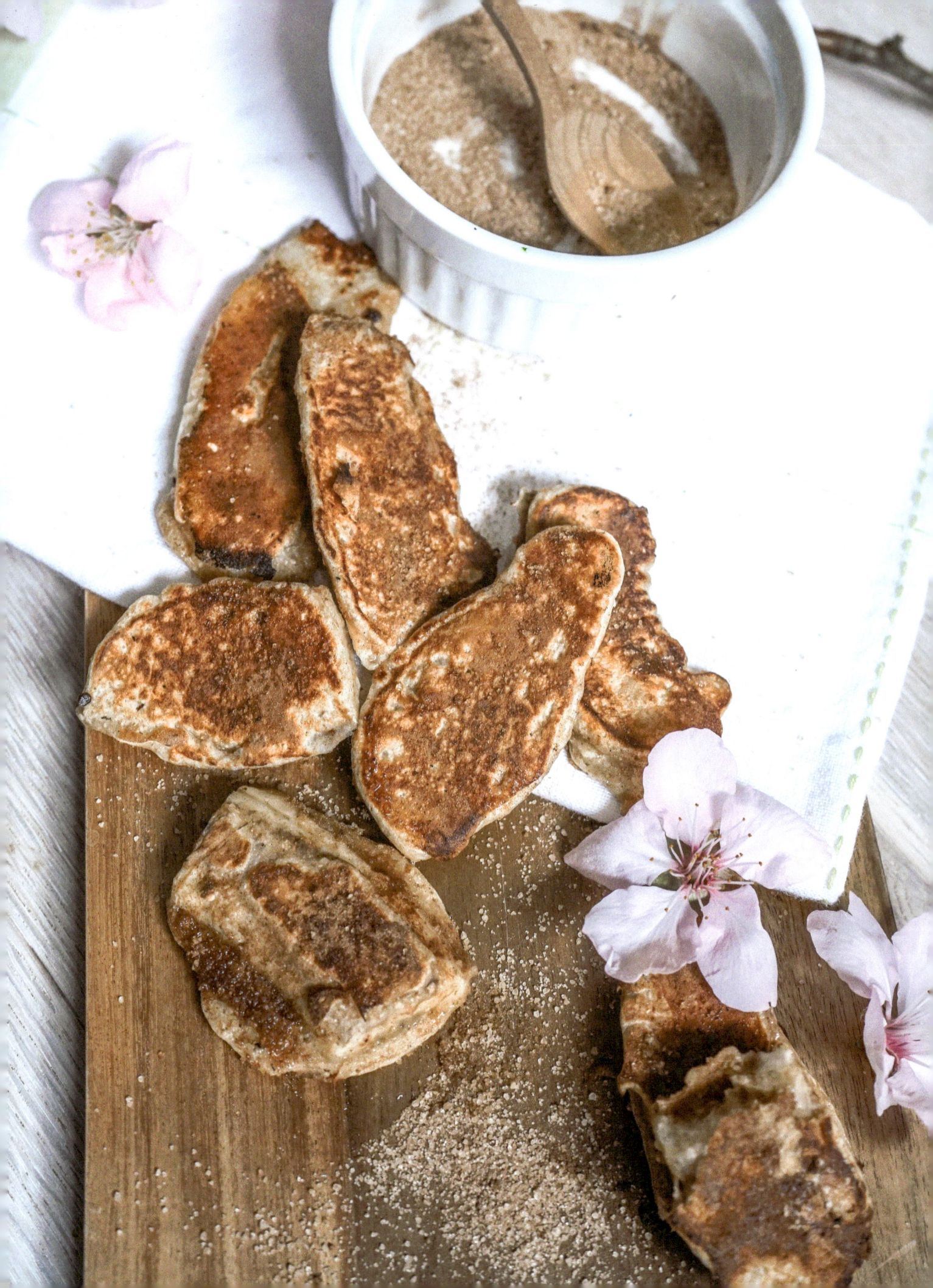

BANANEN-FRITTEN

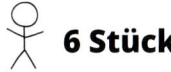 6 Stück   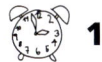 10 Minuten   vegetarisch

Zutaten:
2 große Bananen
(nicht zu reif)
50 g Weizenvollkornmehl
70 ml Milch
1 Ei
Prise Bourbonvanille

1/2 TL Zimt
3 TL Xylit
1 TL natives Kokosöl
Prise Salz

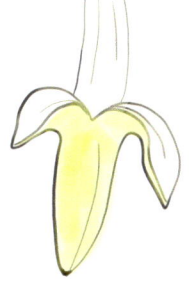

Die Milch und das Ei mit einem Schneebesen verrühren. Dann das Mehl, die Bourbonvanille und das Salz vermengen und langsam in die flüssige Masse einrühren.

Die geschälten Bananen in drei Stücke teilen und längs halbieren (sodass längliche Scheiben entstehen).

Die Bananenscheiben durch die Panade ziehen und in eine mit etwas Kokosöl erhitze Pfanne geben. Nach ca. 2 Minuten wenden.

Abschließend im noch warmen Zustand mit der Zimt-Xylit-Mischung bestreuen.

Kalorien pro Stück: 108 Kcal - Kohlenhydrate: 18 g - Fett: 2 g - Eiweiß: 3 g

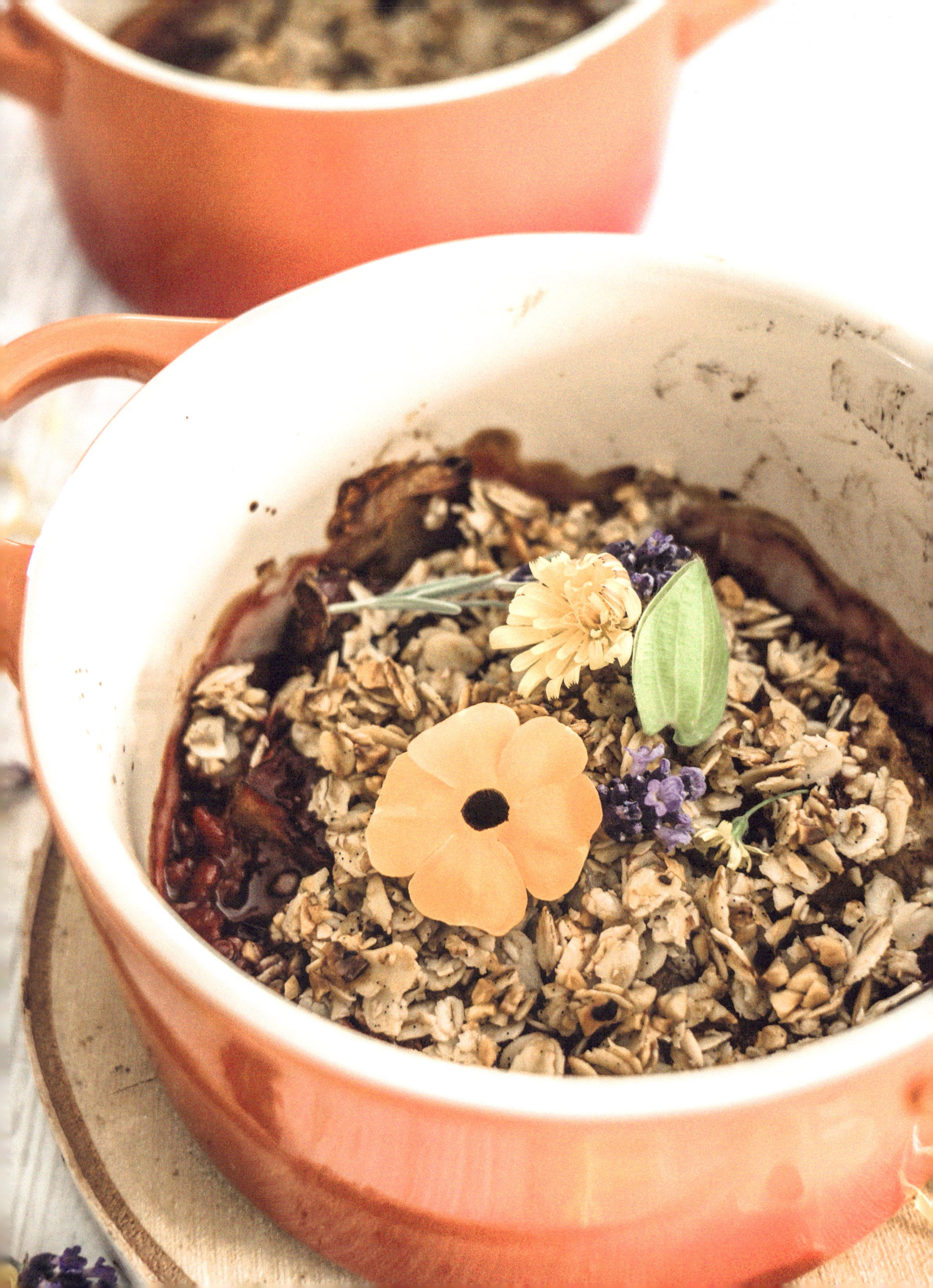

PFLAUMEN-CRUMBLE

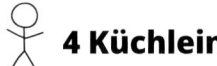 **4 Küchlein**   **45 Minuten**   **vegan**

Zutaten:
5 Pflaumen
50 g kernige Haferflocken
20 g gehobelte Mandeln
20 g gehackte Haselnüsse
20 g Kokosöl (zerlassen)

2 EL Ahornsirup
1/2 TL Zimt
Prise Salz
Prise Bourbonvanille

Die Pflaumen in kleine Stücke schneiden und mit einer Prise Salz und dem Zimt vermengen. Anschließend die Pflaumenstücke auf kleine Auflaufförmchen verteilen.

Die restlichen Zutaten werden in einer großen Schüssel miteinander verrührt und anschließend auf den Pflaumenstücken verteilt.

Die Auflaufformen kommen abschließend für 40 Minuten bei 175 Grad Ober-/Unterhitze in den vorgeheizten Backofen.

Kalorien pro Küchlein: 187 Kcal - Kohlenhydrate: 15 g - Fett: 11 g - Eiweiß: 4 g

KÖRNERBROT

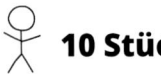 **10 Stück**   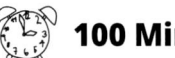 **100 Minuten**   **vegan**

Zutaten:
100 g Sonnenblumenkerne
40 g Kürbiskerne
100 g feine Haferflocken
50 g Buchweizen
60 g Mandelstifte
30 g Sultaninen
7 EL geschrotete Leinsamen
4 EL Flohsamen
1 TL Meersalz

350 ml Wasser
15 g Xylit /
1 EL Ahornsirup
50 g Kokosöl (erwärmt)

Alle Zutaten in einer großen Schüssel miteinander verrühren.

Den Teig in der Schüssel für mindestens drei Stunden zugedeckt bei Raumtemperatur ziehen lassen (besser noch 1 Tag stehen lassen).

Dann kann alles in eine Kastenform gegeben und bei 175 Grad Ober-/Unterhitze für 1,5 Stunden gebacken werden. Danach wird die Kastenform vorsichtig aus dem Ofen geholt und gestürzt. Das Brot erneut in den noch heißen Backofen geben und weitere 30 Minuten backen.

Das Brot gut abkühlen lassen, bevor es in die gewünschten Scheiben geschnitten wird.

Kalorien pro Stück: 252 Kcal - Kohlenhydrate: 20 g - Fett: 14 g - Eiweiß: 8 g

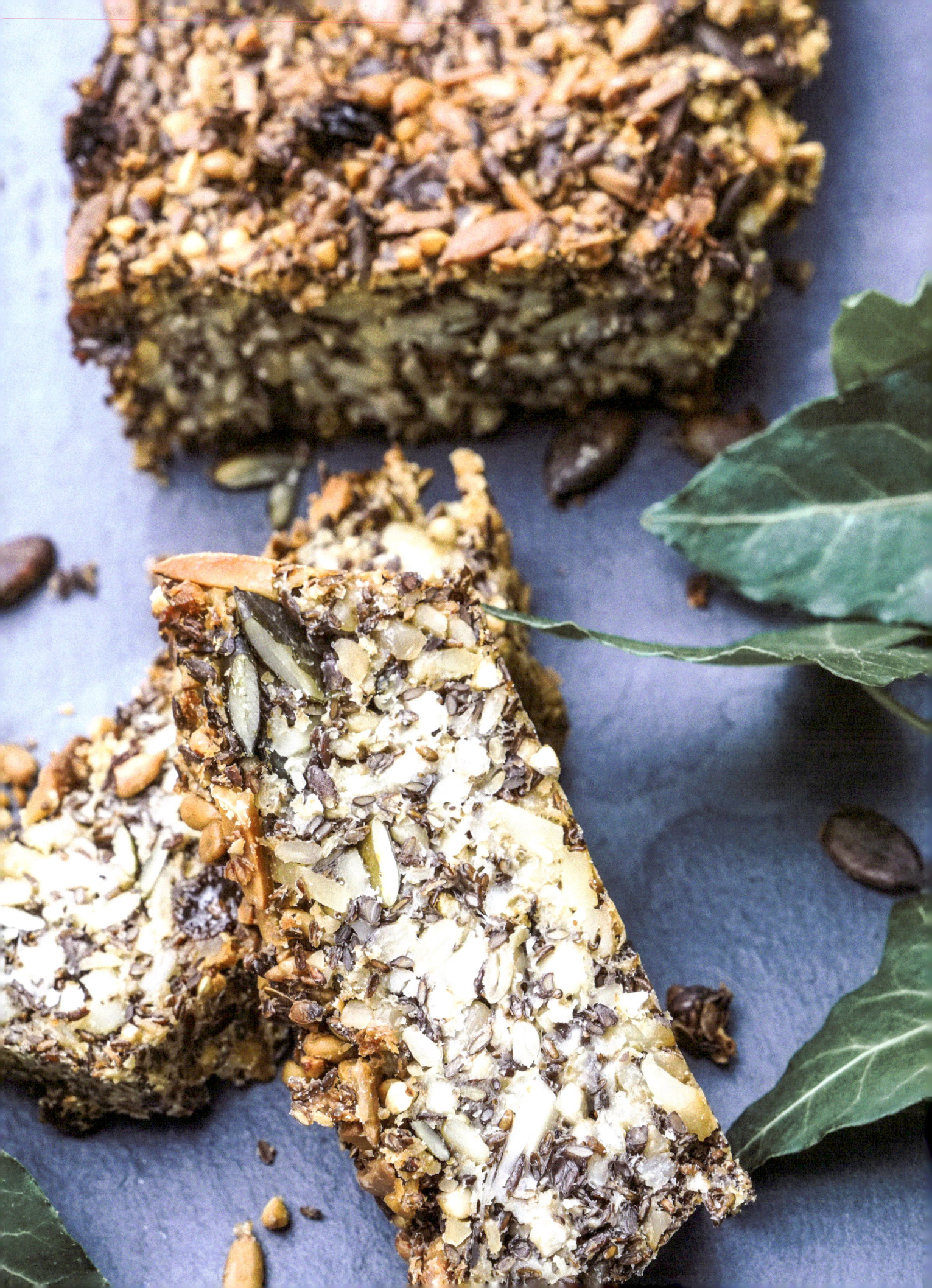

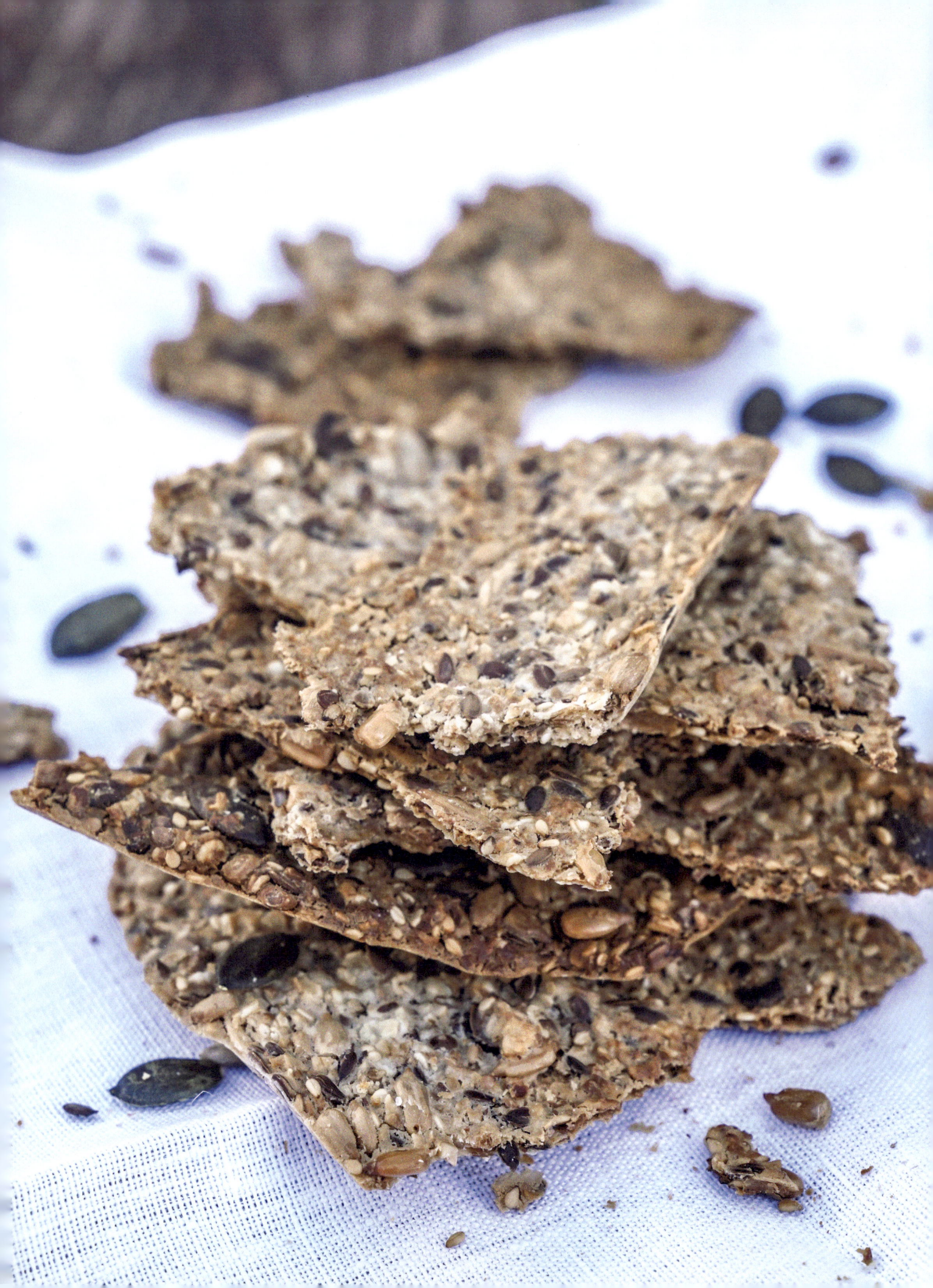

KNÄCKEBROT

 7 Stück   **40 Minuten**   **vegan**

Zutaten:
60 g Dinkelvollkornmehl
60 g Haferflocken
30 g Sonnenblumenkerne
25 g Kürbiskerne
20 g Sesam
200 ml Wasser
2 EL geschrotete Leinsamen
1 EL Kokosöl (erwärmt)
1/4 TL Salz

Die Zutaten miteinander vermengen und ca. 10 Minuten quellen lassen. Anschließend wird der (flüssige) Teig auf einem mit Backpapier ausgelegten Backblech dünn verstrichen und für 20-25 Minuten bei 175 Grad Ober-/Unterhitze in den vorgeheizten Backofen gegeben.

Kalorien pro Stück: 129 Kcal - Kohlenhydrate: 12 g - Fett: 6 g - Eiweiß: 5 g

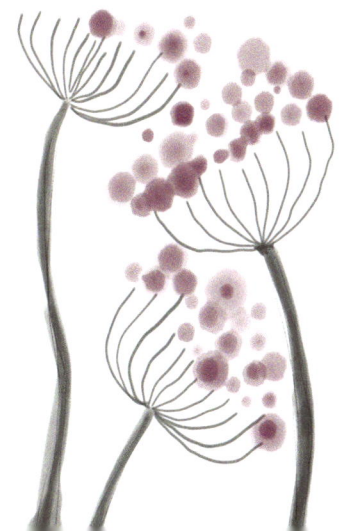

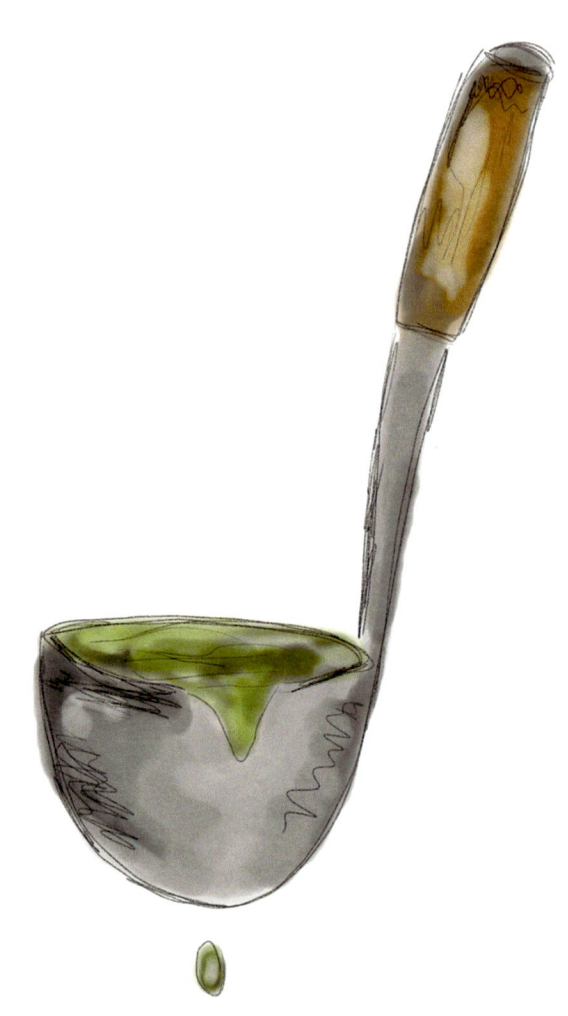

flüssiges Gold

ERDNUSS-SUPPE

 3 Personen   30 Minuten   vegan

Zutaten:

500 g Süßkartoffeln
(bzw. 450 g geschälte
Süßkartoffeln - ca 1-2 große
Süßkartoffeln)
130 g Staudensellerie
(2 Stangen)
1 Knoblauchzehe
1 fingerdickes Stück Ingwer
1 Schalotte

200 ml Kokosmilch
600 ml Gemüsebrühe
30 g entöltes Erdnussmehl
(alternativ Erdnussmus)
1 TL Rapsöl
1 gehäufter TL Currypulver
4 EL Sojasoße
1 Limette

Knoblauch, Ingwer und die Schalotte zerkleinern und in einem Topf mit dem Öl anschwitzen.

Sellerie und die geschälten Süßkartoffeln würfeln und ebenfalls in den Topf geben.

Gemeinsam mit dem Currypulver goldbraun anrösten und mit der Kokosnussmilch sowie der Gemüsebrühe ablöschen.

Die Suppe zum Kochen bringen, anschließend die Temperatur reduzieren und für 20 Minuten bei mittlerer Hitze leicht köcheln lassen.

Abschließend das Erdnussmehl unterheben und mit dem Pürierstab pürieren.

Mit der Sojasoße abschmecken und kurz vor dem Servieren mit dem Limettensaft beträufeln.

Kalorien pro Portion: 398 Kcal - Kohlenhydrate: 51 g - Fett: 14 g - Eiweiß: 12 g

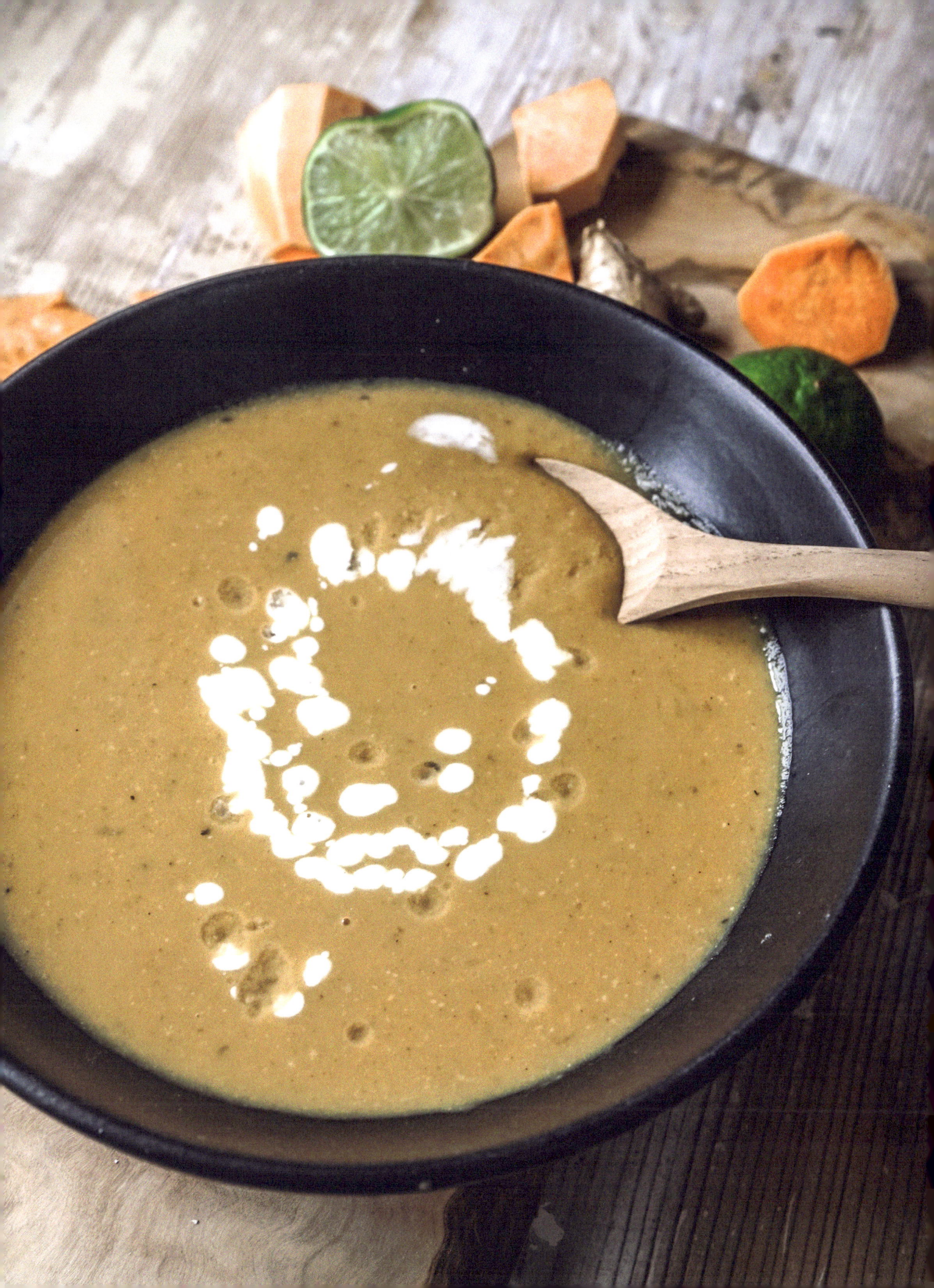

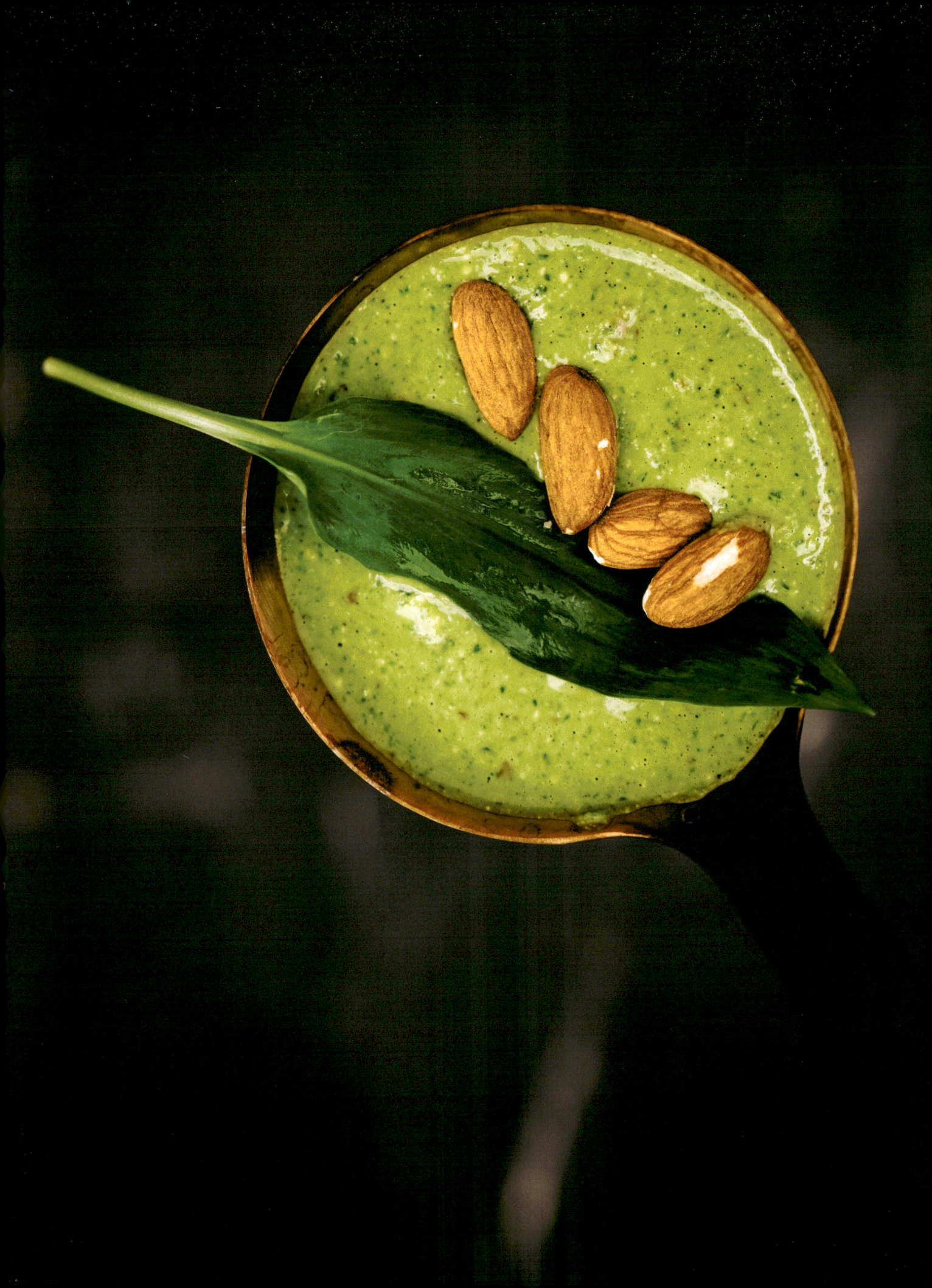

BÄRLAUCH-PESTO

 4 Personen   5 Minuten   vegan

Zutaten:
50 g frischer Bärlauch
30 g frischer Basilikum
220 ml Wasser
20 ml natives Olivenöl
30 g Mandeln
30 g entöltes Mandelmehl
(alternativ Mandeln)
25 g Hefeflocken
4 im Backofen gebackene
Knoblauchzehen
(alternativ kurz angebratene
Knoblauchzehen)
Salz und Pfeffer

Für eine milde Variante:
1/2 Zucchini

Tipp

Ganze Knoblauchknolle (obere Seite abgeschnitten) für ca. 30 Minuten bei 175 Grad Ober-/Unterhitze in den Backofen geben. Anschließend lassen sich die einzelnen Knoblauchzehen wunderbar aus der Schale drücken.

Alle Zutaten in einen Mixer geben und zu einer feinen Masse pürieren.
Falls das Pesto zu scharf sein sollte: ½ Zucchini dazugeben.

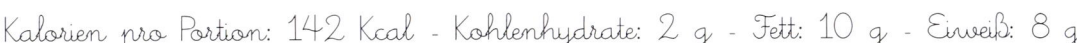

Kalorien pro Portion: 142 Kcal - Kohlenhydrate: 2 g - Fett: 10 g - Eiweiß: 8 g

GEMÜSEBRÜHE

👤 1 Glas   ⏰ 10 Minuten   vegan

Zutaten:
200 g geschälte Pastinaken
200 g geschälter Sellerie
200 g geschälte Karotten
50 g Petersilie
100 g Lauch
3 Knoblauchzehen
70 g Salz

Das Gemüse in eine Küchenmaschine geben und zerkleinern. Abschließend mit dem Salz vermischen und nach 15-minütiger Ruhephase in Einmachgläser abfüllen und im Kühlschrank aufbewahren.
Die Gemüsebrühe hält sich mindestens einen Monat.

Kalorien pro Glas: 216 Kcal - Kohlenhydrate: 36 g - Fett: 1 g - Eiweiß: 9 g

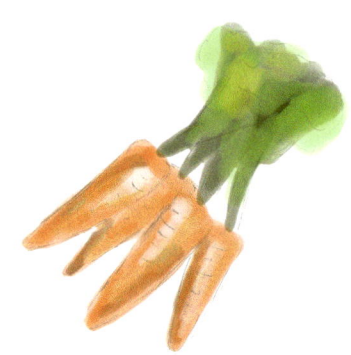

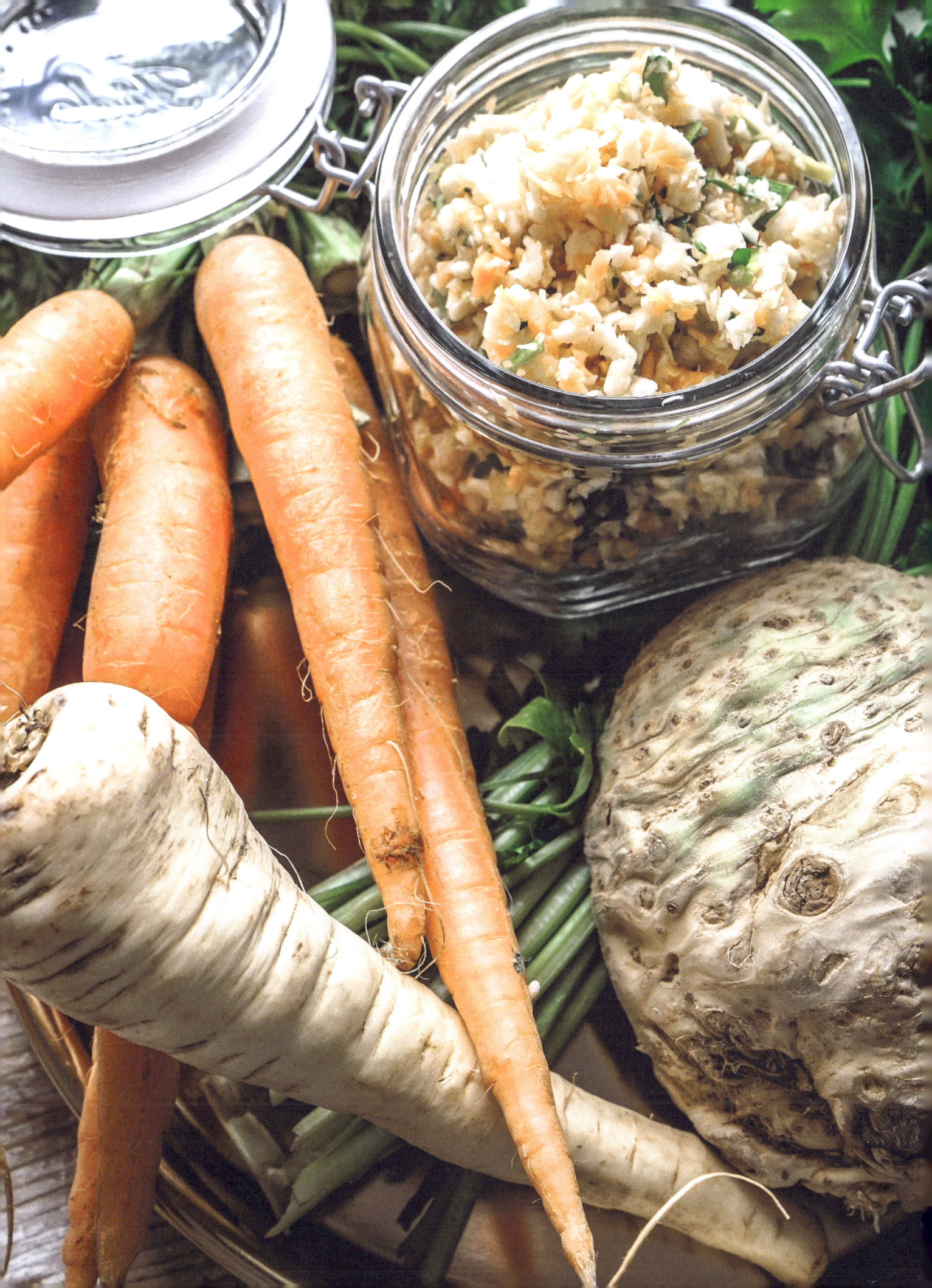

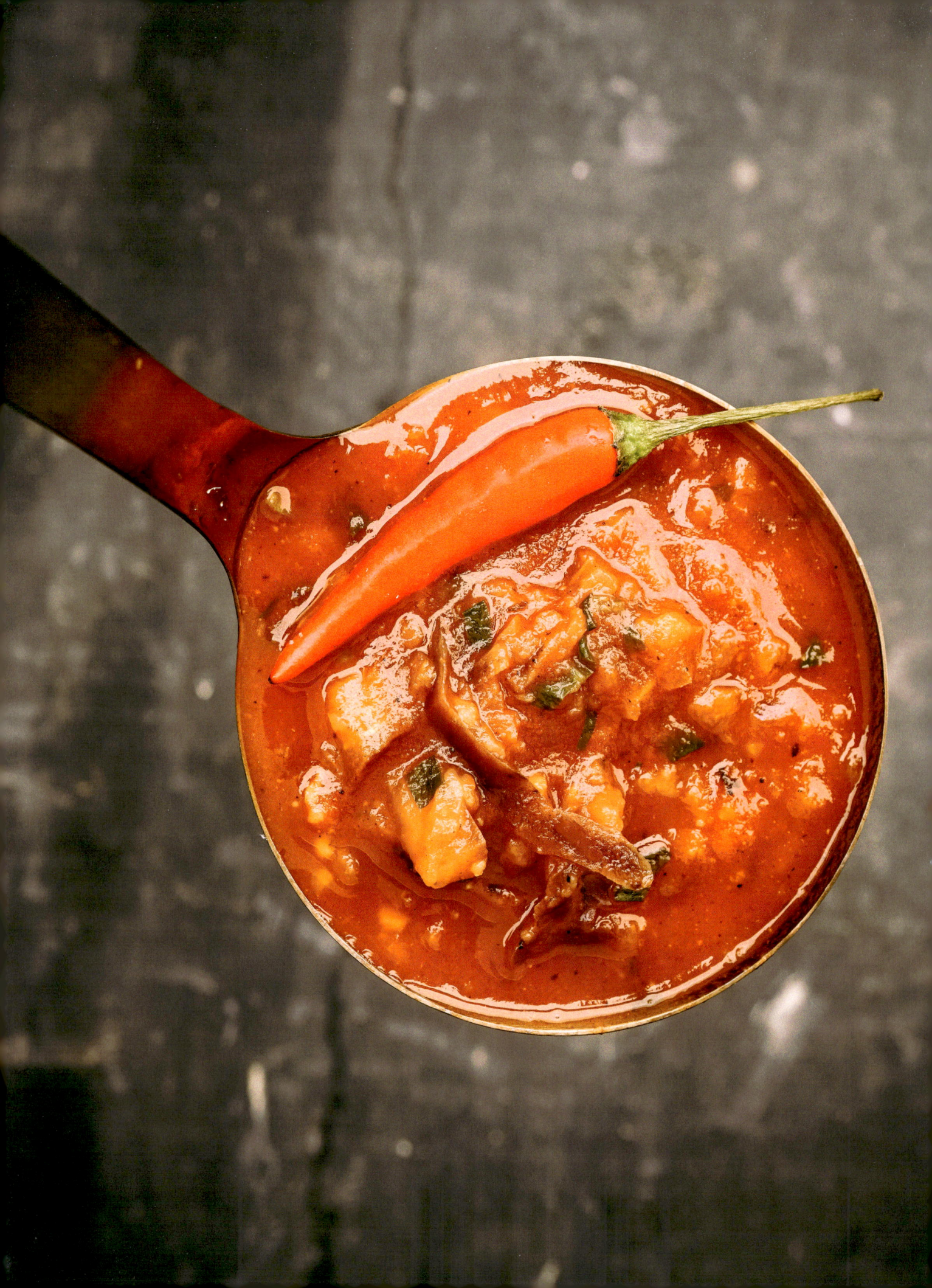

ARRABIATA-SOßE

 3 Personen   10 Minuten   vegan

Zutaten:
250 g passierte Tomaten
150 g Aubergine
80 ml Weißwein
1 EL Tomatenmark
1 TL Rapsöl
1 gehäufter TL selbstgemachte Gemüsebrühe (alternativ ca. 50 ml fertige Gemüsebrühe)
2 TL Rohrohrzucker
5 g Bärlauch (ca. 6 Blätter / alternativ Basilikum)
1/2 Chilischote (alternativ 1/2 TL getrocknete Chili-Flocken)
Salz, Pfeffer
(bei Bedarf: 1/2 TL Maisstärke zum Andicken dazugeben)

Die Aubergine mit einer Reibe fein raspeln und gemeinsam mit der selbstgemachten Gemüsebrühe (siehe Seite 116) und dem Öl anbraten (wenn fertige Gemüsebrühe verwendet wird, wird diese erst nach dem Verkochen des Weins dazugegeben).

Nach ca. 3 Minuten das Tomatenmark, den Rohrohrzucker und den klein geschnittenen Bärlauch in die Pfanne mit der Aubergine geben.

Alles kurz scharf anbraten und anschließend mit Weißwein ablöschen. Wenn der Alkohol verkocht ist, die passierten Tomaten dazu geben. Anschließend aufkochen lassen und mit Salz und Pfeffer abschmecken.

Erst zum Schluss die klein geschnittene Chilischote zugeben (wenn mehr Schärfe gewünscht ist, die Chili früher zur Soße geben und leicht anbraten).

Kalorien pro Portion: 80 Kcal - Kohlenhydrate: 9 g - Fett: 1 g - Eiweiß: 2 g

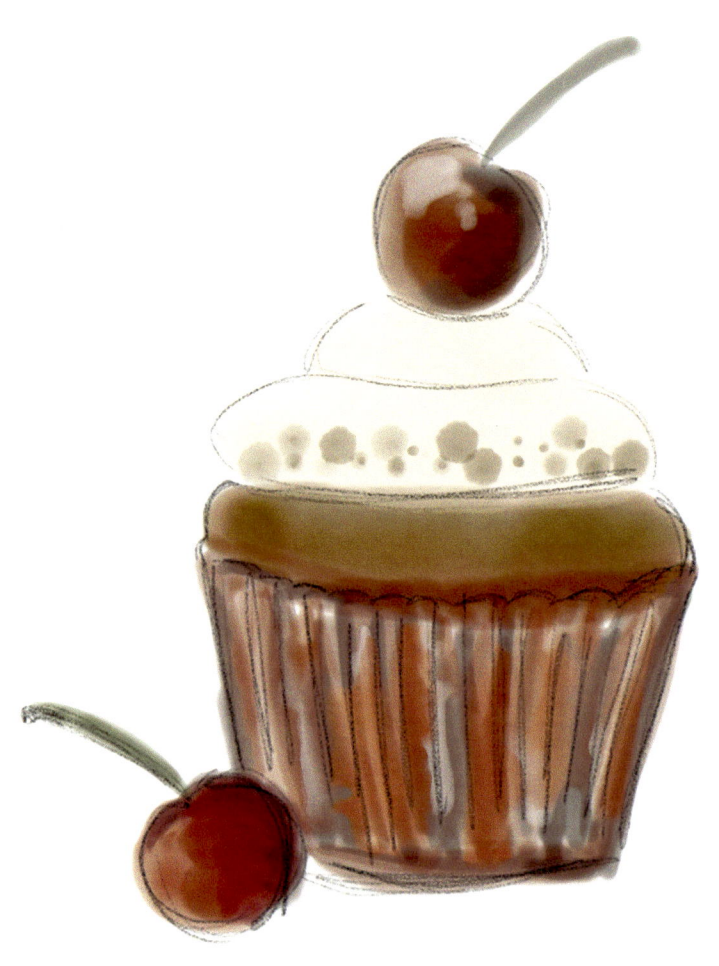

Leckereien

SCHOKOPUDDING MEINER KINDHEIT

 3 Gläser   **15 Minuten**   **vegetarisch**

Zutaten:
100 g Zartbitter-Kuvertüre
100 g Magerquark
40 g Erythrit-Puderzucker
(Erythrit in einen Hochleistungsmixer geben und zu Puderzucker mahlen)

25 g natives Kokosöl
1 Eigelb
3 Eiklar
Prise Salz

Das Eiklar mit der Prise Salz vermischen und zu Eischnee schlagen.

Die Zartbitter-Kuvertüre gemeinsam mit dem Kokosöl in einem Wasserbad zum Schmelzen bringen.

Anschließend das Eigelb, den Magerquark und den Puderzucker mit einem Schneebesen vermischen und unter die Schokoladenmischung heben. Dann kann der Eischnee vorsichtig unter die Masse gehoben werden.

Auf die Puddinggläser verteilen und zum Abkühlen für mindestens 1 Stunde in den Kühlschrank geben.

Kalorien pro Glas: 304 Kcal - Kohlenhydrate: 22 g - Fett: 18 g - Eiweiß: 11 g

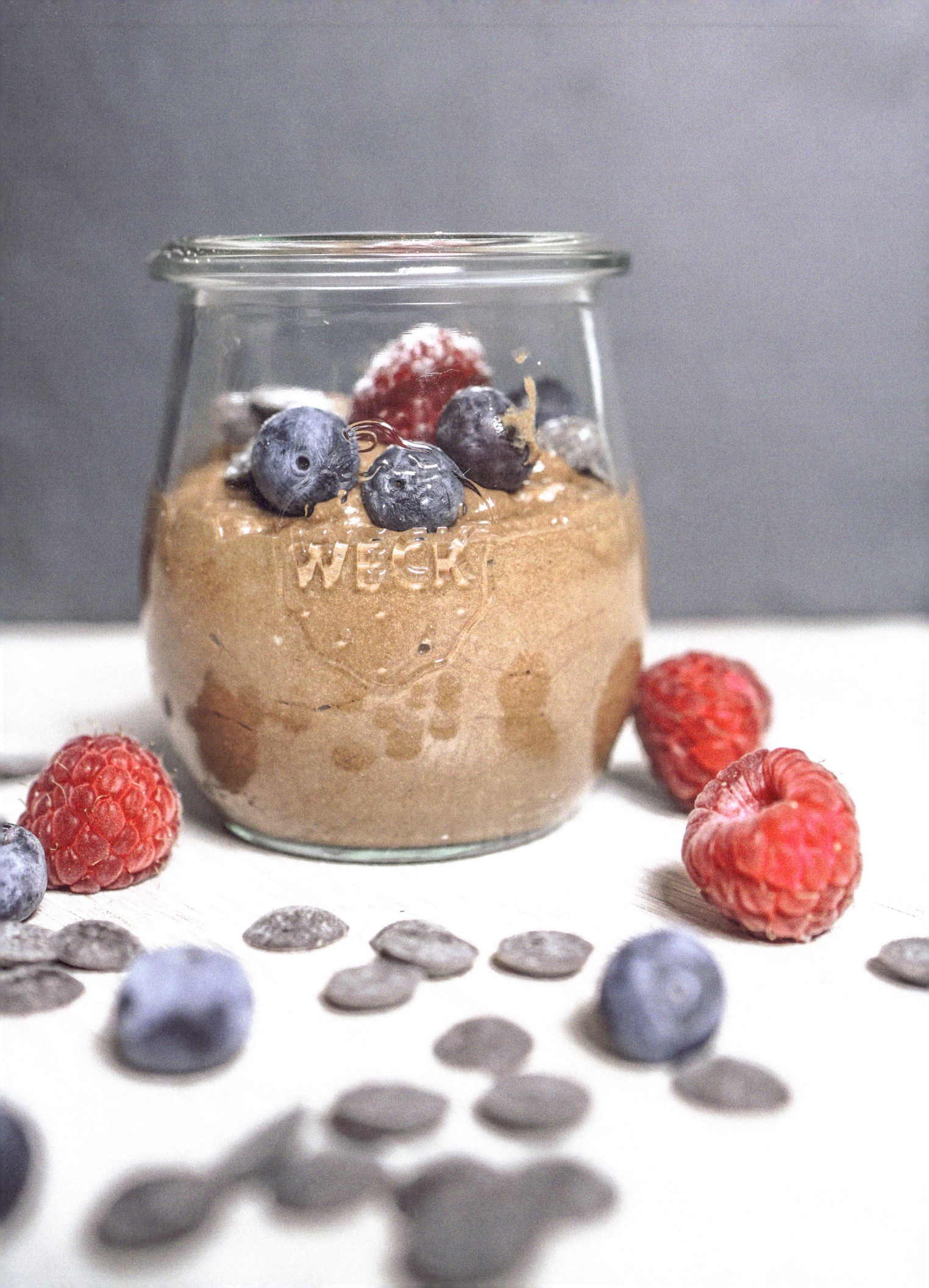

Zuckeralternativen

Dieses Buch enthält verschiedene Zuckeralternativen. Von Honig über Rohrohrzucker bis hin zu Xylit ist alles dabei. Ich bin eine starke Verfechterin dafür, dass gerade die Abwechslung verschiedener Süßungsmittel wichtig ist, um gesund zu leben. Natürlich heißt das auch, dass man sparsam mit der zusätzlichen Süße umgehen soll, da wir auch viel Süße aus Früchten holen können. Ein zu hoher Zuckerkonsum kann nicht nur zur Zunahme führen, sondern vor allem auch zu Bluthochdruck, Diabetes und zahlreichen weiteren Krankheiten.

Da jedes Süßungsmittel, das du in diesem Buch findest, seine positiven Aspekte besitzt, stelle ich sie dir einmal kurz vor:

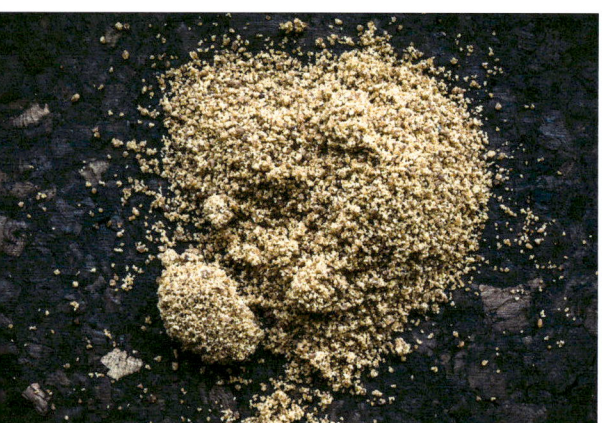

Kokosblütenzucker:
Dieser braune Zucker wird aus dem Kokosblütensaft gewonnen und hat einen leckeren malzigen, leicht kokosartigen Geschmack. Dieses Süßungsmittel hat eine nicht so starke Auswirkung auf den Blutzuckerspiegel wie der übliche Haushaltszucker, weshalb es eine bessere Alternative darstellt. Zusätzlich enthält Kokosblütenzucker nicht so viel der dickmachenden Fructose und viele wertvolle Mineralstoffe.

Ahornsirup:
Dadurch, dass Ahornsirup aus dem Saft des Ahornbaums stammt, ist diese Süßungsalternative nicht nur die naturbelassenste, sondern auch eine gesündere Alternative, wenn es um den Blutzuckerspiegel geht, da auch hier kein vergleichbar rapider Anstieg nachgewiesen werden kann.

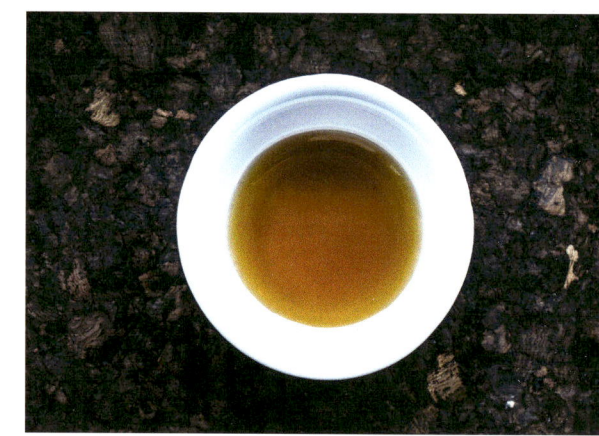

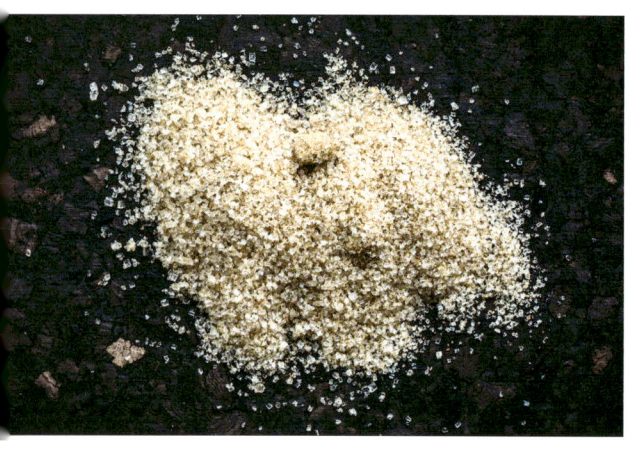

Rohrohrzucker:
Es handelt sich hierbei um einen sehr schonend verarbeiteten Zucker, welcher aus dem Saft des Zuckerrohrs hergestellt wird. Durch die sanfte Herstellung kann ein großer Teil der Melasse beibehalten werden, welche voll mit Mineralien ist. Nichtsdestotrotz sollte man auch hier nicht vergessen, dass es sich um Zucker handelt und dieser natürlich ebenfalls in größeren Mengen ungesund ist.

Xylit/Erythrit:

Beide Süßungsmittel gehören zu den Zuckeraustauschstoffen und werden in der Regel aus natürlichen Rohstoffen wie Mais gewonnen. Nicht zu verwechseln sind Xylit und Erythrit mit Süßstoffen wie Aspartam, Saccharin oder Sucralose (diese werden in der Regel in Light-Getränken verarbeitet), welche synthetisch hergestellt werden. Herkömmliche Süßstoffe sind längst in Verruf geraten, die Hauptauslöser für eine unkontrollierte Zunahme zu sein. Genau das kann Erythrit und Xylit nicht nachgesagt werden.

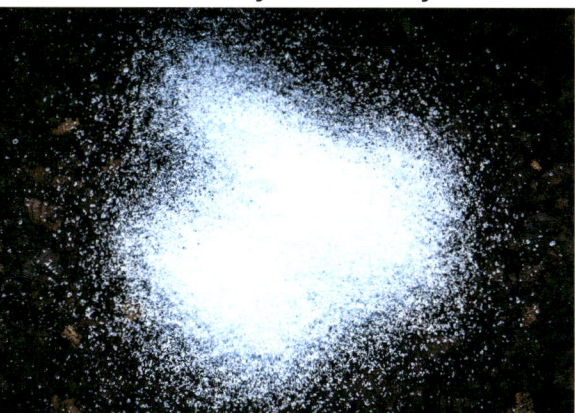

Insbesondere Xylit ist nicht nur vom Aussehen, sondern vor allem auch vom Geschmack dem normalen Haushaltszucker sehr ähnlich. Das Tolle an Xylit ist, dass er weniger Kalorien als Zucker hat und überwiegend insulinunabhängig verstoffwechselt wird. Dadurch ist er nicht nur für Diabetiker super geeignet, sondern schafft es auch, dass wir nach dem Konsum von Xylit nicht schnell wieder den verhassten Heißhunger auf Süßes verspüren.

Achtung: Besonders beim erstmaligen Verzehr von Xylit sollte man es nicht übertreiben, da es bei manchen Menschen bei großen Mengen abführend wirken kann.

Erythrit ist dagegen ein Stoff, welcher fast so süß ist wie Zucker, dagegen aber fast keine Kalorien hat und auch in größeren Mengen verträglich ist, da er nicht in den Dickdarm gelangt, sondern überwiegend über unsere Nieren ausgeschieden wird.

P.S.: Auch Stevia zählt zu den Zuckeraustauschstoffen. Du wirst in diesem Buch allerdings keine Rezepte mit Stevia finden, da mir persönlich der Geschmack nicht wirklich zusagt. Das heißt allerdings nicht, dass du die Rezepte nicht auch gerne mit Stevia süßen kannst, da auch dieses Süßungsmittel eine super Alternative darstellt (beachte aber, dass auch Stevia kein natürliches Produkt darstellt, da die echte Stevia-Pflanze in Deutschland nicht zum Süßen zugelassen ist, sondern nur das chemisch hergestellte Steviosid).

Honig:

Honig wird nicht nur eine antiseptische und heilende Wirkung nachgesagt, er ist auch voller Enzyme, Vitamine und Mineralstoffe. Zudem erhöht Honig den Blutzuckerspiegel nicht so radikal wie Haushaltszucker. Das ist nicht nur gesünder für den Körper, sondern sorgt auch dafür, dass es nach einer gewissen Zeit nicht zum „Zuckersturz" kommt.

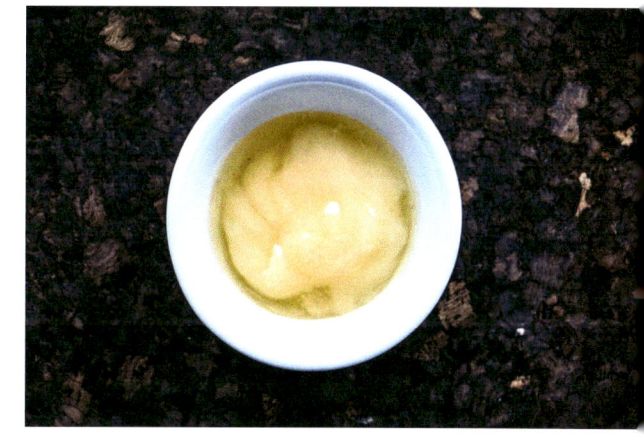

LIMETTEN-KUCHEN

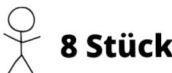 8 Stück   40 Minuten   vegan

Zutaten:

Für den Boden:
100 g Datteln (ca. 12 Datteln)
50 g getrocknete Kokos-Chips (ungesüßt)
50 g Haferflocken
20 g Mandeln
20 g natives Kokosöl (erwärmt)
Prise Salz

Für die Füllung:
2 Limetten (Saft inklusive Abrieb)
150 ml Kokosmilch
120 g getrocknete Cashewnüsse über Nacht in Wasser einweichen
75 g Avocado
40 ml Ahornsirup
50 ml Wasser
30 g Kokosnussmehl (alternativ normales Vollkornmehl)
Prise Salz

Die Zutaten für den Kuchenboden in eine Küchenmaschine geben und gut zerkleinern, bis aufgrund der Datteln eine formbare Masse entsteht.
Anschließend die Masse in eine 28 cm Durchmesser große Tarteform (mit Hebeboden) geben und für ca. 30 Minuten ins Gefrierfach legen.

Die Zutaten für die Tartefüllung in einen leistungsstarken Mixer geben und zu einer homogenen Masse vermengen.
Den Tarteboden aus dem Gefrierfach nehmen und die cremige Füllung in die Form gießen.
Vor dem Verzehr für ca. 1 Stunde im Kühlschrank abkühlen lassen, damit die Masse fest wird.

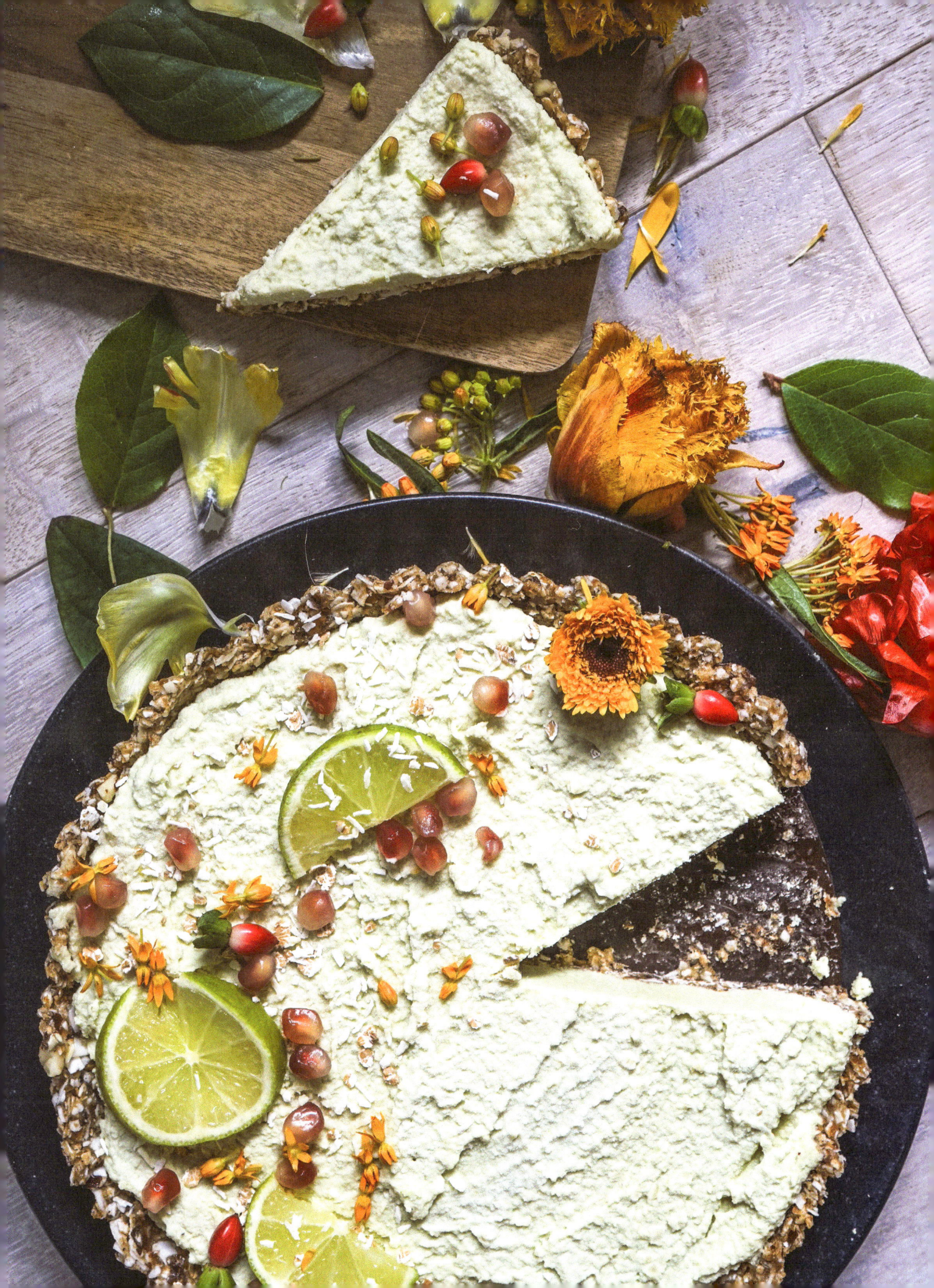

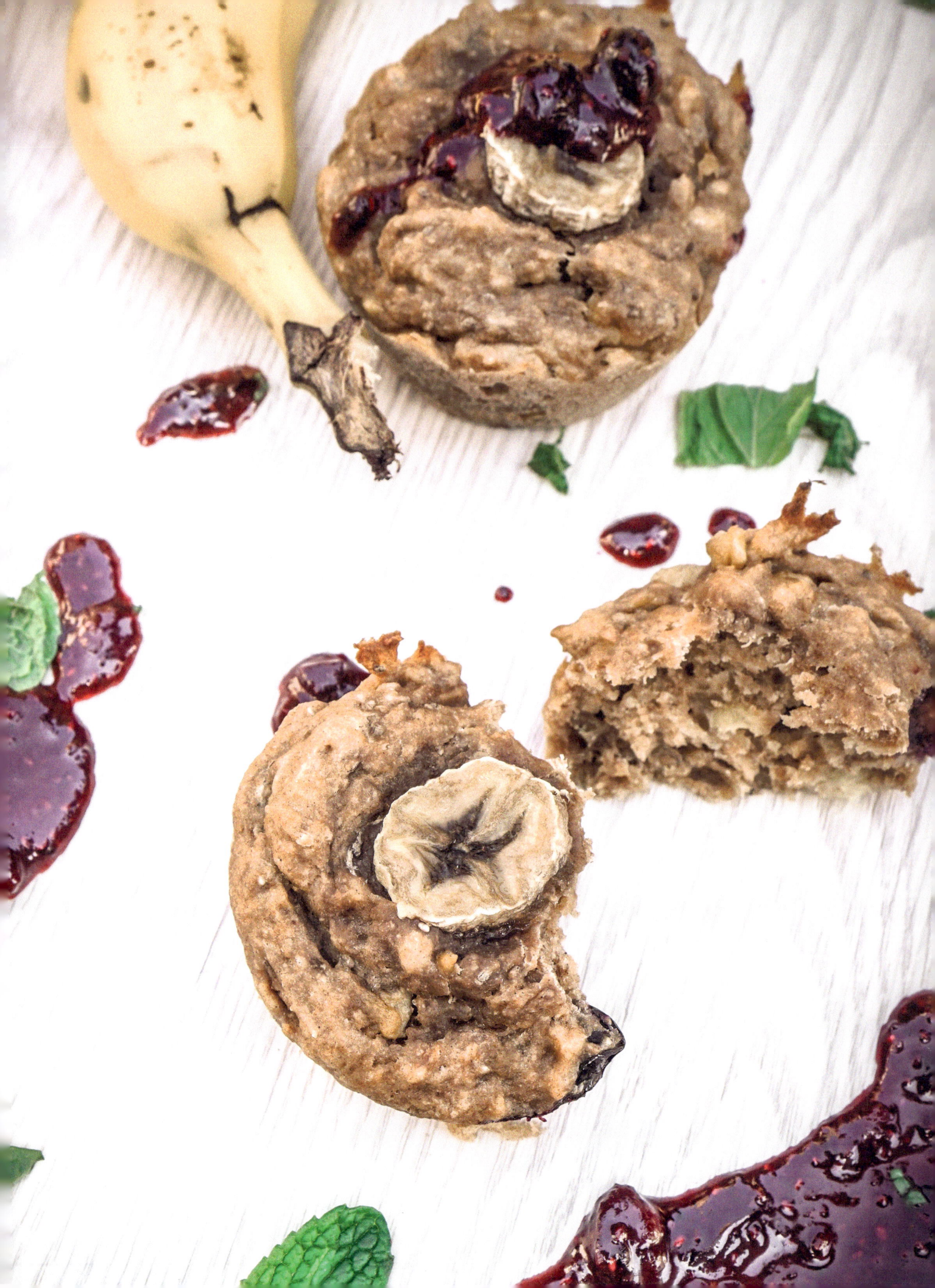

BANANEN-MUFFINS

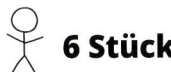 6 Stück   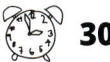 30 Minuten   vegan

Zutaten:

Für den Teig:
150 g Dinkelvollkornmehl
2 mittelgroße Bananen
1 TL Chia-Samen
7 TL warmes Wasser
80 g Apfelmark
1 TL Zimt
1 TL Backpulver
25 g natives Kokosöl (erwärmt)
Prise Salz

Für die Soße:
60 g Heidelbeeren
50 ml Wasser
Prise Bourbonvanille
1 EL Chia-Samen

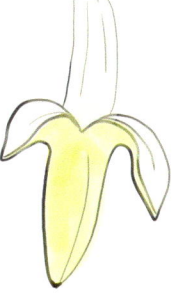

Die trockenen Zutaten in einer Schale vermischen.

Eine der Bananen mit einer Gabel zu Mus zerdrücken und mit dem Wasser, dem Apfelmark und dem flüssigen Kokosöl verrühren.

Die trockene Zutatenmischung mit der feuchten Mischung vermengen.

Den Teig in Muffinförmchen geben und die zweite Banane in Scheiben schneiden, um damit die Muffins zu garnieren.

Die Förmchen für 20 Minuten bei 175 Grad Ober-/Unterhitze in den vorgeheizten Backofen geben.

Währenddessen können die Heidelbeeren mit den restlichen Zutaten für die Soße in einem Topf erhitzt werden. Sobald die Beeren anfangen zu zerfallen, kann der Herd ausgeschaltet und die Soße beiseite gestellt werden.

Die Soße über die fertigen Muffins geben.

Kalorien pro Muffin: 189 Kcal - Kohlenhydrate: 28 g - Fett: 5 g - Eiweiß: 4 g

GEMÜSETALER

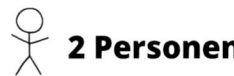 2 Personen   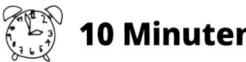 10 Minuten   vegetarisch

Zutaten:

Für die Taler:
150 g Brokkoli
150 g Blumenkohl
2 Eier
30 g Emmentaler
50 g Harzer Käse
20 g Dinkelvollkornmehl
3 EL Wasser
1 EL Rapsöl
Salz, Pfeffer, Muskatnuss

Für den Dip:
250 g Magerquark
1 Knoblauchzehe
Saft von 1/2 Zitrone
10 g Schnittlauch
1 EL Ahornsirup
Salz, Pfeffer

Den Brokkoli und den Blumenkohl in eine Küchenmaschine geben, um diese darin zu zerkleinern. Den Käse fein raspeln.

Anschließend alle Zutaten mit Ausnahme des Öls in einer Schüssel verrühren.

Das Öl in einer Pfanne erhitzen, mit einem Löffel kleine Häufchen in die Pfanne geben und platt drücken. Anschließend die Taler von beiden Seiten ca. 2 Minuten bei mittlerer Hitze anbraten (bis sie goldbraun werden).

Den Knoblauch und den Schnittlauch klein schneiden. Alle Dip-Zutaten miteinander verrühren und abschließend mit den Talern servieren.

Kalorien pro Portion: 381 Kcal - Kohlenhydrate: 19 g - Fett: 16 g - Eiweiß: 38 g

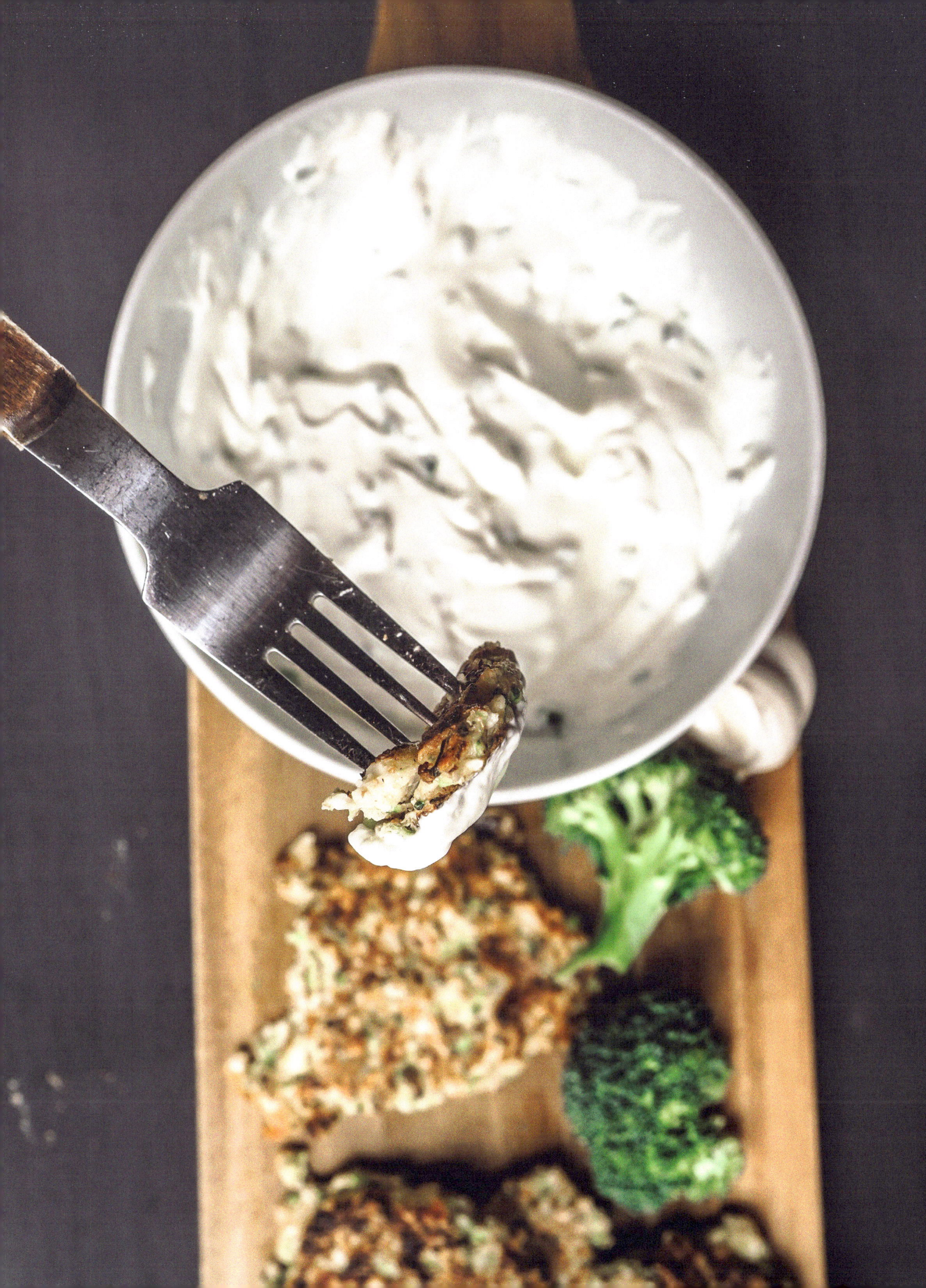

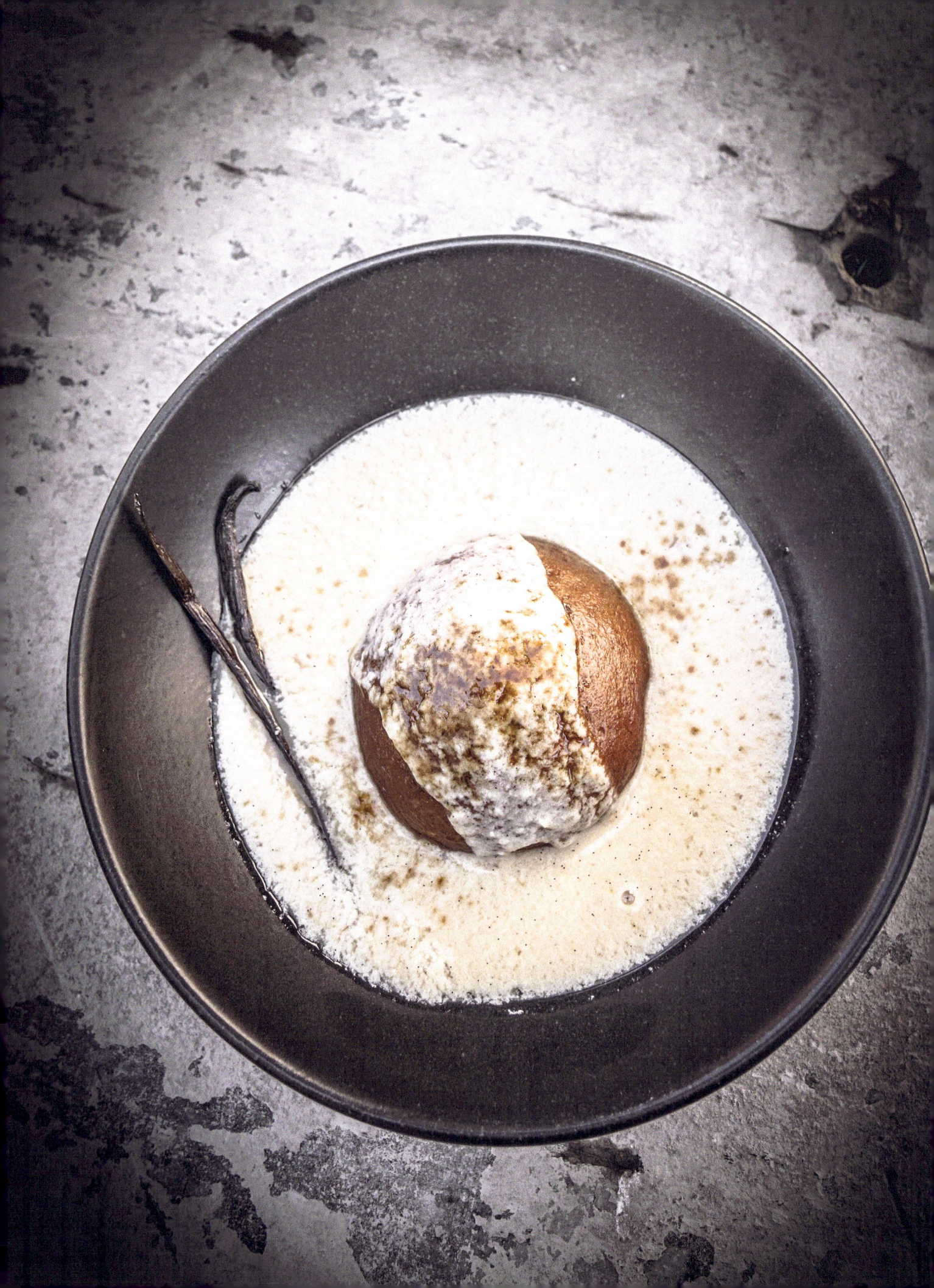

SCHOKOLADEN-DAMPFNUDEL

 3 Personen   90 Minuten   vegan

Zutaten:

Für den Teig:
100 g Weizenmehl
100 g Dinkelvollkornmehl
100 ml Wasser
1 Packung Trockenhefe
30 g Rohrohrzucker
2 gehäufte EL Backkakao
1/2 TL Backpulver
1 TL Rapsöl
Prise Salz

Für die Soße:
200 ml Mandelmilch
1 Vanilleschote
10 g Maisstärke
20 g Rohrohrzucker
Prise Salz
30 Kokosnussmehl
(alternativ normales Vollkornmehl)
Prise Salz

Die trockenen Zutaten für den Teig zusammensieben. Anschließend das Wasser dazugeben und gut verkneten. Abschließend den Teig zu einem Ball formen, mit dem Rapsöl einpinseln und für ca. 1 Stunde zugedeckt an einem warmen Ort gehen lassen.

Dann kann der Teig zu 6 gleich großen Bällchen geformt werden. Einen großen Topf nehmen und 3 Zentimeter hoch mit Wasser befüllen. Einen Kochtopfeinsatz mit Löchern in den Topf geben und die Bällchen vorsichtig darauf legen.

Die Dampfnudelrohlinge für ca. 10 Minuten bei geschlossenem Topf dampfen lassen.

Ohne den Topf zu öffnen, sollte dieser vom Herd genommen werden und für 10 Minuten ruhen.

Währenddessen kann die Vanilleschote ausgekratzt und gemeinsam mit der Mandelmilch aufgekocht werden. Dann können der Zucker und die Maisstärke mit einem Schneebesen untergemischt werden. Die fertige Soße nun noch mit einer Prise Salz abschmecken. Die fertigen Dampfnudeln mit der Vanillesoße übergießen und servieren.

Kalorien pro Portion: 360 Kcal - Kohlenhydrate: 63 g - Fett: 4 g - Eiweiß: 11 g

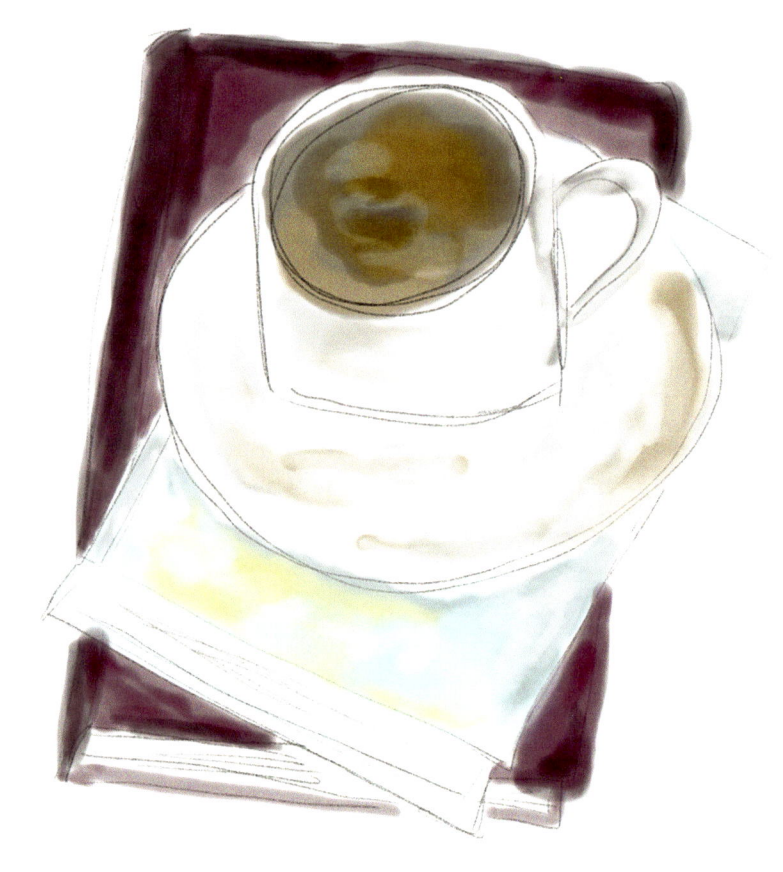

Notizen

Rezept | Notiz

Rezept	Notiz

Rezept	Notiz

Rezept

Notiz

Rezept	Notiz

Rezept

Notiz

Rezept	Notiz

Rezept | Notiz

Rezept

Notiz

Rezept	Notiz

Index

A

Aprikosen-Smoothie 52
Arrabiata-Soße 118
Auberginen-Röllchen 70

B

Bananen-Fritten 102
Bananen-Muffins 128
Bärlauch-Pesto 114
Beeren-Smoothiebowl 16
Bircher Müsli 18
Blumenkohl-Gnocchi 64

C

Cheddar-Nudelpfanne 68
Chili Cheese Fries 80
Couscous-Salat 94

D

Das beste Gulasch 76

E

Erdnuss-Suppe 112

F

Fleischalternativen (Theorie) 58

G

Gebratener Reis 30
Gefülltes Fladenbrot 40
Gemüsebrühe 116
Gemüsetaler 130
Grießtörtchen 22
Grüner Smoothie 46

I

Indonesisches Tempeh 66

J

Japanischer Salat 90

K

Kartoffelsalat 86
Kartoffel-Spinat-Tarte 74

Knäckebrot 108
Knusper Schale 20
Kohlenhydrate - gut oder schlecht? (Theorie) 34
Körnerbrot 106

L
Limetten-Kuchen 126

M
Malayische Aubergine 72
Mamas Käsekuchen 98

N
Nuss-Smoothiebowl 14

P
Pastinaken-Salat 84
Pflaumen-Crumble 104
Pilz-Spinat-One Pot 28

R
Räuchertofu-Pfanne 60
Rote Beete-Smoothie 48

S
Salatdressing 92
Schoko-Knuspermüsli 24
Schokoladen-Dampfnudel 132
Schoko-Nuss-Smoothie 50
Schokopudding meiner Kindheit 122
Schoko-Smoothiebowl 12
Shepherd's Pie 56
Sommerrollen 36
Sommerrollen-Soßen 38
Spargelsalat 88
Spinat Knödel 78
Süßkartoffel-Brownie 100

T
Tempeh-Pausenbrot 42
Tikka Masala-One Pot 32

Z
Zuckeralternativen (Theorie) 124

Impressum

Daniel Henninger
Grubenfeldstr. 11
79346 Endingen

Alle Rechte der Verbreitung, auch durch Film, Funk, Fernsehen, fotomechanische Wiedergabe, Tonträger aller Art, auszugsweisen Nachdruck oder Einspeicherung und Rückgewinnung in Datenverarbeitungsanlagen aller Art, sind vorbehalten.

Die Inhalte dieses Buches sind von der Autorin erwogen und geprüft, dennoch kann eine Garantie nicht übernommen werden.
Eine Haftung der Autorin für Personen-, Sach- und Vermögensschäden ist ausgeschlossen.

Texte: Anne Kissner
Fotos: Daniel Henninger
Layout und Design: Daniel Henninger
Satz: Daniel Henninger
Redaktion: Anne Kissner und Daniel Henninger
Abbildungen: Anne Kissner

2. Auflage

Gedruckt im ultra HD Print in Deutschland.

Besucht uns in den sozialen Medien

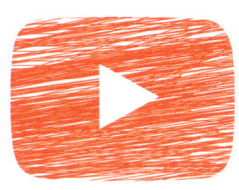 bodykiss88

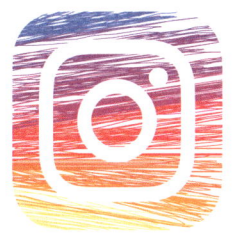 anne_bodykiss

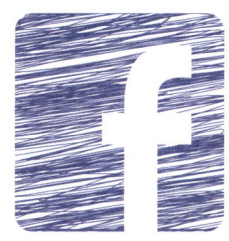 bodykiss88

 www.bodykiss.net

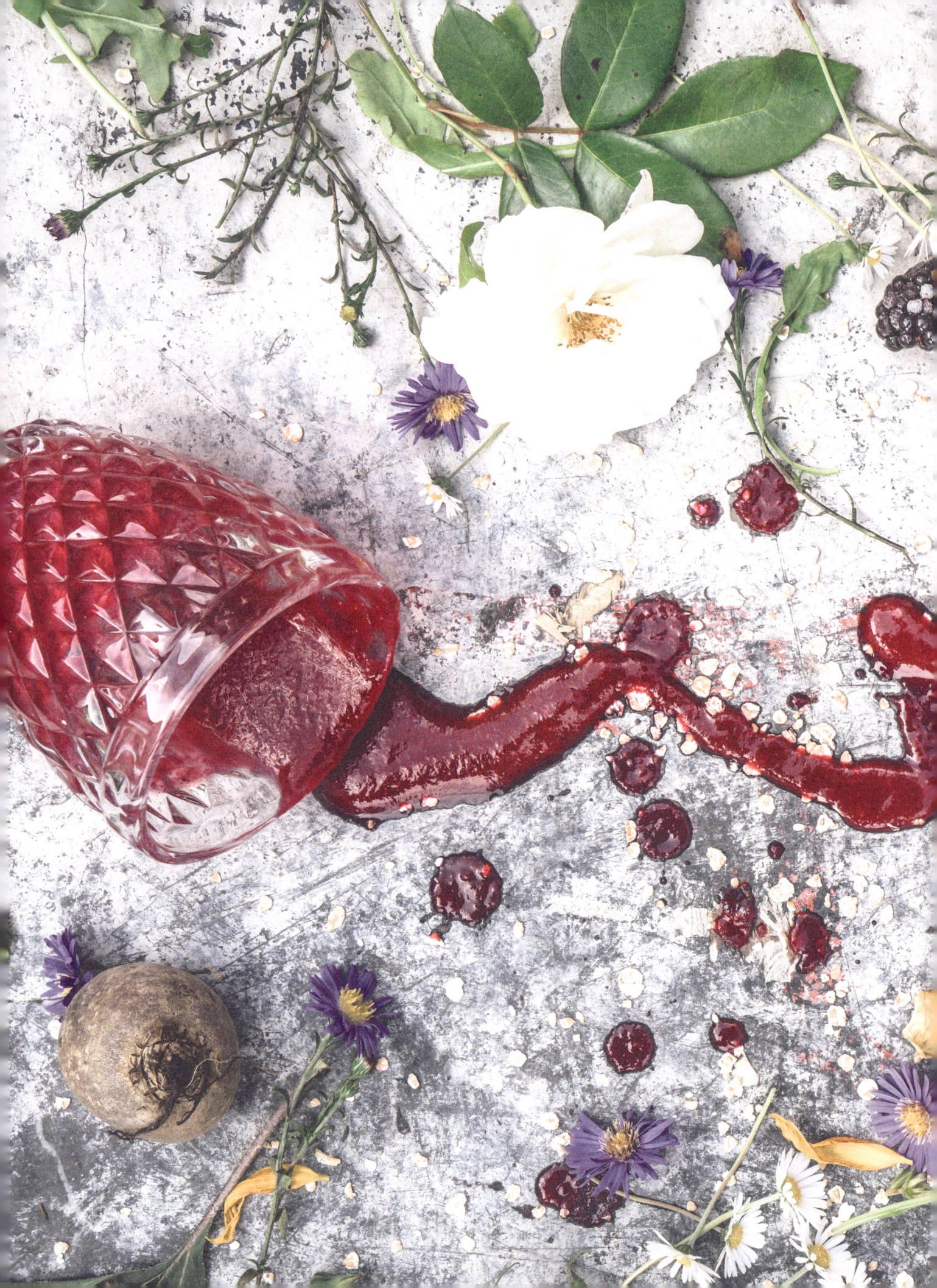